BEI GRIN MACHT SICH IHR WISSEN BEZAHLT

AF514495

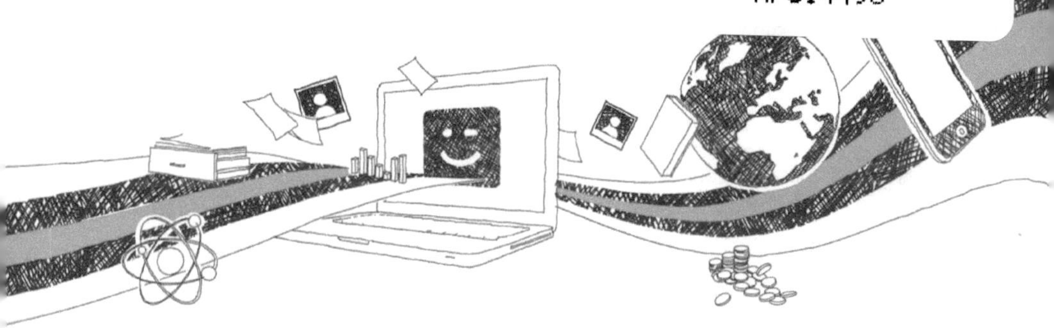

- Wir veröffentlichen Ihre Hausarbeit, Bachelor- und Masterarbeit

- Ihr eigenes eBook und Buch - weltweit in allen wichtigen Shops

- Verdienen Sie an jedem Verkauf

Jetzt bei www.GRIN.com hochladen und kostenlos publizieren

GRIN

Andreas Walter

Gesundheitsökonomische Evaluation der Hausarztzentrierten Versorgung

Ein internationaler Überblick

GRIN Verlag

Bibliografische Information der Deutschen Nationalbibliothek:

Die Deutsche Bibliothek verzeichnet diese Publikation in der Deutschen Nationalbibliografie; detaillierte bibliografische Daten sind im Internet über http://dnb.d-nb.de/ abrufbar.

Dieses Werk sowie alle darin enthaltenen einzelnen Beiträge und Abbildungen sind urheberrechtlich geschützt. Jede Verwertung, die nicht ausdrücklich vom Urheberrechtsschutz zugelassen ist, bedarf der vorherigen Zustimmung des Verlages. Das gilt insbesondere für Vervielfältigungen, Bearbeitungen, Übersetzungen, Mikroverfilmungen, Auswertungen durch Datenbanken und für die Einspeicherung und Verarbeitung in elektronische Systeme. Alle Rechte, auch die des auszugsweisen Nachdrucks, der fotomechanischen Wiedergabe (einschließlich Mikrokopie) sowie der Auswertung durch Datenbanken oder ähnliche Einrichtungen, vorbehalten.

Impressum:

Copyright © 2012 GRIN Verlag, Open Publishing GmbH
Druck und Bindung: Books on Demand GmbH, Norderstedt Germany
ISBN: 978-3-656-27116-1

Dieses Buch bei GRIN:

http://www.grin.com/de/e-book/200896/gesundheitsoekonomische-evaluation-der-hausarztzentrierten-versorgung

GRIN - Your knowledge has value

Der GRIN Verlag publiziert seit 1998 wissenschaftliche Arbeiten von Studenten, Hochschullehrern und anderen Akademikern als eBook und gedrucktes Buch. Die Verlagswebsite www.grin.com ist die ideale Plattform zur Veröffentlichung von Hausarbeiten, Abschlussarbeiten, wissenschaftlichen Aufsätzen, Dissertationen und Fachbüchern.

Besuchen Sie uns im Internet:

http://www.grin.com/

http://www.facebook.com/grincom

http://www.twitter.com/grin_com

Friedrich-Alexander-Universität Erlangen-Nürnberg
Rechts- und Wirtschaftswissenschaftliche Fakultät
Fachbereich Wirtschaftswissenschaften
Juniorprofessur für Versorgungsmanagement

Gesundheitsökonomische Evaluation der Hausarzt-zentrierten Versorgung: ein internationaler Überblick

Freie wissenschaftliche Arbeit zur Erlangung des akademischen Grades

Bachelor of Arts

Eingereicht von: Andreas Walter

Nürnberg, 06.07.2012

Inhaltsverzeichnis

Abbildungsverzeichnis

Tabellenverzeichnis

Abkürzungsverzeichnis

Abs.	Absatz
allg.	allgemein
AOK	Allgemeine Ortskrankenkasse
BHÄV	Bayerischer Hausärzte Verband
bzgl.	bezüglich
ca.	circa
d. h.	das heißt
DMP	Disease Management Programme
e. V.	eingetragener Verein
EKG	Elektrokardiogramm
et al.	et alii (und andere)
etc.	et cetera
ggf.	gegebenenfalls
GKV	Gesetzliche Krankenversicherung
HzV	Hausarztzentrierte Versorgung
IKK	Innungskrankenkasse
IV	Integrierte Versorgung
KBV	Kassenärztliche Bundesvereinigung
KV	Kassenärztliche Vereinigung
NHS	National Health Service
Nr.	Nummer
o. ä.	oder ähnliche
o. g.	oben genannte
OECD	Organization for Economic Co-operation and Development
S.	Seite
s.	siehe
SGB V	5. Sozialgesetzbuch
sog.	sogenannte
TK	Techniker Krankenkasse
u. a.	und andere

URL	Uniform Resource Locator
USA	Vereinigte Staaten von Amerika
usw.	und so weiter
vgl.	vergleiche
vs.	versus
z. B.	zum Beispiel

1 Einleitung

1.1 Problemstellung und Zielsetzung

Über die Rolle des klassischen Hausarztes im deutschen Gesundheitswesen wird im aktuellen politischen Geschehen heftig diskutiert. Der zunehmende Ärztemangel, insbesondere bei den Hausärzten und in ländlichen Gebieten ist dabei ein wichtiges Thema. Einer Onlinebefragung der Kassenärztlichen Bundesvereinigung (KBV) und dem Medizinischen Fakultätentag unter mehr als 12.000 Medizinstudierenden zufolge, kann sich nur etwa ein Drittel der Befragten vorstellen, nach dem Studium als Landarzt zu beginnen. Hausarzt zu werden ist nur für 36% der Frauen und 39% der Männer eine Option. Als Gründe hierfür werden das hohe finanzielle Risiko mit der Eröffnung einer Hausarztpraxis, die bürokratischen Belastungen sowie das niedrige Honorar angegeben.[1]

Die Primärversorgung wird in Deutschland zu einem erheblichen Anteil von Hausärzten übernommen. Mehr als 90% der erwachsenen Deutschen haben einen Hausarzt, bei den über 65-Jährigen sogar 96%.[2] Hinzu kommt noch, dass aufgrund des demographischen Wandels und der zunehmenden Multimorbidität in der Bevölkerung die Notwendigkeit einer kontinuierlichen, stabilen und umfassenden primärärztlichen Versorgung besteht.[3]

Ein Ansatz des Gesetzgebers, der sowohl für angehende Hausärzte als auch für gesetzlich Versicherte attraktiv erscheint, ist die Hausarztzentrierte Versorgung[4] (HzV), welche mit dem GKV-Modernisierungsgesetz im Jahr 2004 erstmals gesetzlich verankert wurde. Mit der freiwilligen Teilnahme der Versicherten an dieser Versorgungsform verpflichten sich die eingeschriebenen Patienten einen zuvor festgelegten Hausarzt als erste Anlaufstelle im Gesundheitswesen aufzusuchen und sich von diesem, wenn nötig, zum jeweiligen Facharzt überweisen zu lassen. Der Nutzen für den Patienten liegt vor allem in einer besseren Versorgung, da der Hausarzt, der in diesem Zusammenhang oft auch als Lotse bzw. Gatekeeper bezeichnet wird, im Zuge des Informationsaustausches mit anderen Leistungserbringern beispielsweise Nebenwirkungen durch simultane Einnahme verschiedener Arzneimittel oder Doppeluntersu-

[1] Vgl. Beerheide, R. (2010).
[2] Vgl. Amelung, V., Eble, S. et al. (2011), S. 50.
[3] Vgl. SVR (2009), S. 533-535.
[4] Die Begriffe Hausarztmodell und Hausarztvertrag können hier als Synonym für das Konzept der Hausarztzentrierten Versorgung verwendet werden.

chungen vermeiden kann. [5] Als Anreize für Hausärzte zur Beteiligung am Vertrag der Hausarztzentrierten Versorgung können bessere Planbarkeit aufgrund des eingeschriebenen Patientenstammes sowie höhere, direkte Vergütung durch die jeweilige Vertragskrankenkasse angeführt werden.[6] Somit wurde die Attraktivität des Berufsbildes gesteigert und vor allem die höhere Planungssicherheit soll weiterhin insbesondere junge angehende Ärzte ansprechen.[7]

Im Juli 2008 wurde in Baden-Württemberg der bundesweit erste direkte Hausarztvertrag zwischen der Hausärztlichen Vertragsgemeinschaft (HÄVG)[8], der AOK Baden-Württemberg und der MEDI-Verbund Dienstleistungs GmbH[9] geschlossen. Dieser Vertrag ist auch als Eisbrechervertrag bekannt, denn bis dahin war bei Hausarztverträgen immer die jeweilige KV als Vertrags- bzw. Abrechnungspartner involviert. Die attraktive Vergütungsstruktur im Vergleich zur Regelversorgung schuf bei den Hausärzten zusätzlichen Anreiz zur Teilnahme am Programm.[10] Bereits ein Jahr später hatten sich 600.000 AOK-Versicherte und mehr als 3.000 Ärzte in Baden-Württemberg dafür eingeschrieben.[11]

Es folgten Verträge mit weiteren Krankenkassen, auch in anderen Bundesländern. Neben Baden-Württemberg spielt Bayern bei der Umsetzung der Hausarztverträge eine wichtige Rolle. Dort hat die AOK Bayern jedoch den seit 2009 bestehenden Vertrag mit dem Bayerischen Hausärzteverband (BHÄV) mit Wirkung zum 16.12.2010 fristlos gekündigt. Anlass hierfür war ein vom BHÄV angedrohter Ausstieg der Hausärzte aus dem KV-System wegen einer Gesetzesänderung, nach der die Vergütung für die HzV-Verträge an die des Kollektivvertrags der KV angeglichen werden sollte und so zu Honorarverlusten für die am bestehenden HzV-Vertrag teilnehmenden Hausärzte führte. Diese Einbußen wollte der BHÄV nicht hinnehmen und drohte mit dem Systemausstieg.[12] Die AOK hielt dies für rechtswidrig, fühlte sich erpresst durch die geforderten Vertragsänderungen zurück zur vorherigen Vergütungsstruktur

[5] Vgl. Thielscher, C. (2012), S. 465.
[6] Vgl. Schmidt, K., Rieser, S. (2009), S. 2287.
[7] Vgl. Lisson, M. (2012), S. 6.
[8] Die HÄVG übernimmt für den Deutschen Hausärzteverband (DHÄV) wichtige Managementaufgaben. Dieser wiederum vertritt und unterstützt die berufspolitischen Belange seiner Hausärzte. Quelle: HÄVG (2012).
[9] Der MEDI-Verbund ist ein Zusammenschluss von Ärztenetzen, der im Jahre 1999 als Parallelorganisation zur kassenärztlichen Vereinigung gegründet wurde. MEDI wird im Vertragswesen dort tätig, wo die KVen per Gesetz keine Verträge abschließen dürfen (siehe z.B. Integrationsversorgung, Hausarztzentrierte Versorgung), Quelle: MEDI-Verbund (2012).
[10] Vgl. Hausärztliche Vertragsgemeinschaft, AOK Baden-Württemberg (2008).
[11] Vgl. DHÄV, MEDI-Verbund et al. (2009).
[12] Vgl. Hoppenthaller, W. (2010).

zugunsten der Hausärzte und reagierte mit der fristlosen Kündigung des Hausarztvertrags. Daraufhin folgten weitere Kündigungen anderer Krankenkassen.[13]

Nach intensiven, langwierigen Verhandlungen mit dem Hausärzteverband bieten die meisten Krankenkassen, darunter auch die AOK Bayern, ihren Versicherten aktuell wieder teils modifizierte Hausarztmodelle an mit tendenziell eher schlechteren Konditionen als vor der Kündigungswelle.[14]

Für die Kostenträger ist wichtig zu wissen, ob und inwiefern durch Hausarztverträge die gewünschten Effekte wie beispielsweise eine Steigerung der Behandlungsqualität oder eine Reduzierung der Arzneimittelausgaben tatsächlich erreicht werden. Einen entsprechenden Auftrag zur umfangreichen wissenschaftlichen Evaluation des Konzeptes hat die Bundesregierung an die Allgemeinmedizinischen Institute der Uni-Kliniken Frankfurt und Heidelberg sowie an das AQUA-Institut[15] vergeben. Etwa Mitte 2012 kann mit ersten Ergebnissen gerechnet werden.[16]

In den USA und anderen europäischen Ländern, in denen mit der Hausarztzentrierten Versorgung vergleichbare Konzepte bereits seit längerem bestehen, kann auf verschiedene, umfangreiche Evaluationsergebnisse zurückgegriffen werden.[17] Dagegen existieren bisher relativ wenige aussagekräftige Publikationen aus Deutschland. Daher werden im Verlauf der Arbeit neben deutschen auch internationale Studien analysiert. Am Ende der Arbeit sollen anhand eines Gesamtfazits zudem Anregungen für künftige Evaluationen der HzV herausgearbeitet werden.

1.2 Gang durch die Untersuchung

Im Folgenden wird der Aufbau der Arbeit veranschaulicht. Im vorangegangenen Teil ist das Konzept der Hausarztzentrierten Versorgung bereits erklärt worden. Dieses soll nach einem Vergleich des Kollektivvertragssystems mit einzelnen Selektivverträgen vorgestellt werden.

---

[13] Vgl. Stoschek, J. (2010); Guyton, P. (2010); AOK Bayern (2010).

[14] Vgl. Deutscher Hausärzteverband (2012).

[15] „Aus der Zusammenarbeit von Wissenschaftlern entwickelte sich das AQUA-Institut zum anwendungsbezogenen Beratungs- und Forschungsunternehmen, das sich einer praxisorientierten und strukturierten Qualitätsförderung im Gesundheitswesen verpflichtet." Quelle: AQUA-Institut (2012).

[16] Vgl. Reischmann, M. (2011).

[17] Vgl. Amelung, V., Brümmer, A. (2012), S. 219.

Dabei werden sowohl die gesetzliche Grundlage und Historie der Verträge, als auch ein Praxisbeispiel sowie internationale Vorbilder herangezogen. Eine Darstellung von Vor- und Nachteilen für die beteiligten Akteure rundet die theoretischen Grundlagen ab.

Nach einer Erläuterung der vorgenommenen Literaturrecherche werden die Suchergebnisse vorgestellt. Es folgt eine detaillierte Studienbeschreibung hinsichtlich des jeweiligen Ziels der Publikation, der verwendeten Methodik sowie der Ergebnisse. Danach wird bei der Interpretation ggf. auch auf bestehende Limitationen, welche die Aussagekraft der Resultate begrenzen können, hingewiesen. Mit einem Gesamtfazit soll anschließend ein Konsens der betrachteten Studien aufgezeigt und mit entsprechenden Anregungen für künftige Evaluationsstudien verknüpft werden. Eine Zusammenfasssung der herausgearbeiteten Erkenntnisse und ein Ausblick auf potentielle Entwicklungen im primärärztlichen Bereich bilden den Abschluss dieser Bachelorarbeit.

2 Theoretische Grundlagen

Der theoretische Teil der Arbeit umfasst wichtige Grundlagen, die zum besseren Verständnis der Entwicklungen in der ambulanten Versorgung beitragen (siehe Kapitel 2.1). In Kapitel 2.2 wird der Fokus auf die Hausarztzentrierte Versorgung gelegt.

2.1 Kollektivvertragssystem vs. Selektivverträge

Nachfolgend wird der sog. Kollektivvertrag (siehe Kapitel 2.1.1) mit ausgewählten Selektivverträgen der gesetzlichen Krankenversicherungsträger in Deutschland verglichen (siehe Kapitel 2.1.2).

2.1.1 Kollektivvertrag

Die ambulante Versorgung im deutschen Gesundheitswesen war lange Zeit monopolähnlich organisiert, da die gesetzlichen Krankenkassen bzw. ihre Landesverbände fast ausschließlich mit den Kassenärztlichen Vereinigungen kontrahierten. Die entstandenen Vertragsverhältnisse werden meist unter dem Begriff Kollektivvertrag subsumiert, da es sich um einheitliche und für alle Akteure verbindlich abgeschlossene Verträge handelt.[18] Gegenstand des Kollektivvertrags ist die Übernahme des Sicherstellungsauftrags durch die KV, welcher eine ausreichende, zweckmäßige und wirtschaftliche ambulante vertragsärztliche Versorgung der Versicherten sowie eine angemessene Vergütung der Vertragsärzte vorschreibt. Die Kassenärztlichen Vereinigungen müssen außerdem gewährleisten, dass die vertragsärztliche Versorgung den gesetzlichen Vorschriften entspricht.[19] Die Krankenkassen zahlen als Gegenleistung für alle bei ihnen Versicherten an die KV die sog. morbiditätsorientierte Gesamtvergütung, die das Ausgabevolumen für alle zu vergütenden vertragsärztlichen Leistungen umfasst und deren Höhe im Gesamtvertrag entsprechend vereinbart wird.[20] Die einzelnen Vertragsärzte sind durch ihre Zulassung als Kassenärzte verpflichtet auf Basis des Kollektivvertrags an der Patientenversorgung zu partizipieren. Da in der Vergangenheit keine selektiven Verträge existierten, hatten auch die GKV-Versicherten grundsätzlich keine Behandlungsalternativen außerhalb des Kollektivvertragssystems.[21]

[18] Vgl. Thielscher, C. (2012), S. 461.
[19] Vgl. Schulin, B. (2012), §§ 72 und 75 SGB V.
[20] Vgl. Schulin, B. (2012), § 85 SGB V.
[21] Vgl. Schiller, H. (2008), S. 82-83.

Nicht zuletzt deshalb steht die kollektivvertragliche Versorgung in der Kritik. Mangelnder Wettbewerb zwischen den Krankenkassen sowie geringe Vertragsfreiheit der Leistungserbringer werden als weitere Kritikpunkte angeführt.[22] Außerdem wird im bisherigen System der Aspekt der Qualitätsdifferenzierung nahezu vollständig vernachlässigt, da beispielsweise ein Arzt, der qualitativ höherwertige Behandlungen mit besseren Ergebnissen erbringt als ein vergleichbarer Kollege, nicht entsprechend besser honoriert wird. Nur die durchgeführten Leistungen im Zuge der Diagnose oder Behandlung des Patienten können abgerechnet werden. Nicht berücksichtigt wird jedoch die Behandlungsqualität oder der Erfolg der Therapie. Weiterhin war der Markteintritt für neue Akteure, wie z. B. Managementgesellschaften, im ambulanten Bereich extrem schwierig, da Investitionen, die der Kollektivvertrag nicht vorsah, auch aufgrund der unsicheren Rahmenbedingungen der Gesundheitspolitik, begrenzt Erfolg versprachen. Den dargestellten Fehlsteuerungen sollte durch die Einführung von neuen Versorgungsformen[23], den sog. Selektivverträgen, entgegengewirkt werden.[24]

2.1.2 Selektivverträge

Nach einer Darstellung der Rahmenbedingungen von Selektivverträgen folgen die Vorstellung einzelner Vertragsmodelle (siehe Kapitel 2.1.2.1) sowie ein Vergleich mit dem Kollektivvertrag (siehe Kapitel 2.1.2.2).

2.1.2.1 Überblick und Beschreibung ausgewählter Selektivverträge

Die nachfolgend beschriebenen Selektivverträge stellen eine Auswahl aller bestehenden Verträge dar. Aus inhaltlichen Gründen und zum Erhalt der Übersichtlichkeit wurde auf eine Erläuterung weiterer Versorgungskonzepte bewusst verzichtet.

Das starre Kollektivvertragssystem wurde mit dem Gesetz zur Modernisierung der Gesetzlichen Krankenversicherung im Jahre 2004 deutlich gelockert. Damit ebnete der Gesetzgeber maßgeblich den Weg für neue, integrative Versorgungsverträge zwischen den Akteuren im

[22] Vgl. Hellmann, W., Antwerpes, T. (2009), S. 19-21.

[23] Der Begriff „neue Versorgungsformen“ kann je nach Betrachtungswinkel unterschiedlich verstanden werden. Da der Schwerpunkt dieser Arbeit auf die Hausarztzentrierte Versorgung gesetzt wird, welche einen Selektivvertrag darstellt, werden „neue Versorgungsformen“ im Folgenden mit den Selektivverträgen gleichbedeutend verwendet. Quelle: Amelung, V., Eble, S. et al. (2011), S. 19-20.

[24] Vgl. Amelung, V., Eble, S. et al. (2011), S. 3-5.

deutschen Gesundheitswesen und es entstanden zahlreiche Selektivverträge.[25] Diese stellen beispielsweise für die Krankenkassen, Kassenärztlichen Vereinigungen und Ärzte eine Möglichkeit dar, neue organisatorische Versorgungskonzepte mit unterschiedlichen, individuellen Honorierungssystemen vertraglich zu vereinbaren. Ein Selektivvertrag kann sowohl unter Einbeziehung der KV als auch als Direktvertrag zwischen einer Krankenkasse und geeigneten Leistungserbringern bzw. Gemeinschaften dieser Leistungserbringer geschlossen werden.[26] Durch die eingeräumte Freiheit können beide Vertragsparteien selbstständig entscheiden, ob und mit wem ein Selektivvertrag zu welchen Konditionen abgeschlossen wird. Die Teilnahme an solchen Versorgungskonzepten ist ebenso für die GKV-Versicherten bei entsprechendem Angebot ihrer jeweiligen Krankenkasse in der Regel freiwillig und zeichnet sich durch eine zeitlich befristete Einschreibung aus.[27] Die Steigerung der Qualität und Effizienz durch eine verstärkt wettbewerbliche Ausgestaltung des Gesundheitswesens war das wichtigste von der Politik durch die Gesetzesänderungen verfolgte Ziel.[28]

Zur besseren Unterscheidung von verschiedenen Selektivvertragsmodellen kann eine grobe Einordnung in zwei Szenarien erfolgen: Top-down-Verträge sowie Bottom-up-Verträge. Erstere sind dabei häufig Flächenverträge, die von Krankenkassen konzipiert, ausgeschrieben und gesteuert werden und sich eher für flächendeckende Versorgungskonzepte eignen, die möglichst viele Versicherte gleichzeitig erreichen sollen. Eine Einschreibung oder Teilnahmeerklärung von Seiten der Leistungserbringer und Versicherten ist zwingend erforderlich, wobei für beide teils bestimmte Voraussetzungen zur Aufnahme bestehen. Unter Bottom-up-Verträgen werden dagegen Vertragsmodelle subsumiert, die weniger flächendeckend angesetzt sind, sondern individuell auf regionale Bedürfnisse in der Versorgung abgestimmt werden können.[29]

Ein wichtiges Bottom-up-Vertragskonzept ist die Integrierte Versorgung (IV), die sich durch differenzierte Ausgestaltungsmöglichkeiten für die Vertragsparteien auszeichnet. Mit IV-Verträgen soll eine sektorenübergreifende oder interdisziplinär-fachübergreifende Versorgung der gesetzlich Versicherten erreicht werden, da sämtliche Leistungsanbieter aus allen Sekto-

[25] Vgl. Hellmann, W., Antwerpes, T. (2009), S. 20.
[26] Vgl. Emmert, M. (2012), S. 16.
[27] Vgl. AOK Bundesverband (2012).
[28] Vgl. Braun, G. (2009), S. 3.
[29] Vgl. Hellmann, W., Antwerpes, T. (2009), S. 21-24.

ren des Gesundheitswesens einbezogen werden können.[30] Kooperationen zwischen Leistungserbringern und insbesondere die Verzahnung des ambulanten und stationären Sektors sind entscheidende Merkmale der Integrierten Versorgung, durch die Effizienz- und Effektivitätsgewinne realisiert werden sollen.[31]

Strukturierte Behandlungsprogramme, meist mit dem angelsächsischen Synonym Disease Management Programme, kurz DMP, bezeichnet, beinhalten als beispielhaftes Top-down-Konzept eine strukturierte, dauerhaft angelegte und möglichst sektorenübergreifende Versorgung von chronisch kranken Patienten. Die Vermeidung von Folgeschäden und die Reduktion von Komplikationen stehen dabei im Vordergrund. Derzeit existieren für sechs chronische Indikationen, die aufgrund der Vielzahl an Betroffenen extrem hohe Kosten verursachen, entsprechende DMP, darunter Diabetes mellitus, koronare Herzkrankheit oder Asthma bronchiale.[32]

Der im Rahmen dieser Arbeit im Fokus stehende Selektivvertrag ist die Hausarztzentrierte Versorgung, welche in Kapitel 1 bereits vorgestellt wurde. Mit der Teilnahme an dieser Versorgungsform wird der zuvor festgelegte Hausarzt verpflichtend zur ersten Anlaufstelle für die Versicherten und übernimmt die Koordination aller Behandlungsschritte. Aufgrund der vorgesehenen flächendeckenden Implementierung zählt die HzV ebenfalls zu den Top-down-Versorgungskonzepten.[33] Da das Modell im zweiten Teil dieses Kapitels genauer betrachtet wird, sollen an dieser Stelle keine weiteren Details dazu angeführt werden.

2.1.2.2 Kritische Bewertung gegenüber dem Kollektivvertrag

Viele Selektivvertragsformen zeichnen sich durch Freiwilligkeit des Angebots aus, d. h. potenzielle Vertragspartner werden nicht per Gesetz zum Abschluss gezwungen. Für gesetzlich Versicherte ist eine Teilnahme prinzipiell nicht verpflichtend, wohingegen die Bestandteile des Kollektivvertrags für alle Beteiligten verbindlich gelten. Außerdem ist die Auswahlmöglichkeit potenzieller Vertragspartner bei selektiven Konzepten deutlich größer. Nach dem alten System kommen dafür nur die jeweilige KV und der Landesverband der Krankenkassen in Frage. Das bedeutet allerdings auch, dass einzelne Akteure bei selektivvertraglichen Prozes-

[30] Vgl. Amelung, V., Eble, S. et al. (2011), S. 9-11.
[31] Vgl. SVR (2009), S. 662-663.
[32] Vgl. Bundesversicherungsamt (2012).
[33] Vgl. Thielscher, C. (2012), S. 465.

sen ausgeschlossen werden können, weil sie erforderliche Kriterien, wie z. B. vorhandene Infrastruktur, notwendige Qualifikationen oder Maßnahmen zur Qualitätssicherung, nicht erfüllen.[34]

Des Weiteren werden durch Selektivverträge die monopolähnlichen Strukturen des Kollektivvertragssystems aufgebrochen, modernisiert und eine wettbewerbliche Grundlage implementiert. Insbesondere im Hinblick auf das zukünftige Wachstum der Gesundheitswirtschaft in modernen Dienstleistungsgesellschaften wie Deutschland spielen mehr Wettbewerb und damit einhergehende Effizienzsteigerungen sowie eine Öffnung des Marktes für neue Anbieter eine große Rolle. Als Herausforderung wird ebenso die bestmögliche Versorgung von multimorbiden und/ oder chronisch kranken Menschen genannt. Dafür bieten sich wiederum Selektivverträge, wie z. B. DMP, an. Ein Ansatz, der der drohenden Unterversorgung im hausärztlichen Bereich entgegenwirken soll, ist die Hausarztzentrierte Versorgung, u. a. mit der Intention, den Beruf des Hausarztes wieder attraktiver zu gestalten. Auch dieses Konzept wird meist selektivvertraglich geregelt.[35]

Insgesamt lässt sich konstatieren, dass durch Selektivverträge bestehende und zukünftige Versorgungsdefizite prinzipiell leichter gelöst werden können, da diese oftmals spezifisch für entsprechende Problemfelder im Gesundheitssystem konzipiert werden. Idealerweise wird damit eine bessere Versorgung zu gleichzeitig geringeren Kosten erreicht. Die sich teils stark unterscheidenden, individuellen Ziele der Kontrahenten können mit Hilfe von selektivvertraglichen Formen besser vereinigt werden, womit das Konfliktpotenzial zwischen den Interessensgruppen reduziert werden kann.[36] Zu den negativen Aspekten von Selektivverträgen zählen ein potentielles Sinken der Versorgungsqualität infolge des gesteigerten Preisdrucks sowie die meist fehlende flächendeckende Umsetzung der Konzepte. Außerdem werden die Gefahr einer sich weiter verschärfenden Unterversorgung, insbesondere in dünn besiedelten Gebieten, und die hohen Investitionsrisiken für Beteiligte aufgrund teils kurzer und unsicherer Vertragslaufzeiten kritisiert.[37]

---

[34] Vgl. Schiller, H. (2008), S. 82-83.
[35] Vgl. Amelung, V., Eble, S. et al. (2011), S. 5-8.
[36] Vgl. Brinkmann, V. (2010), S. 189-193.
[37] Vgl. Laufer, R., Heins, D. et al. (2010), S. 922, 926.

2.2 Hausarztzentrierte Versorgung

Nach den vorangegangenen Erläuterungen zum Kollektiv- und Selektivvertragssystem wird im Folgenden ausschließlich die Hausarztzentrierte Versorgung hinsichtlich ihrer gesetzlichen Verankerung sowie Entwicklung untersucht und mit internationalen Vorbildern verglichen. Zur Veranschaulichung wird ein geeignetes Modellbeispiel vorgestellt, bevor der theoretische Teil mit der Betrachtung von positiven und negativen Aspekten des Konzeptes aus unterschiedlichen Perspektiven abgeschlossen wird.

2.2.1 Gesetzliche Grundlage

Die Hausarztzentrierte Versorgung ist in Deutschland in Paragraph 73 b des fünften Sozialgesetzbuchs verankert. Der Grundgedanke des Konzepts besteht darin, dass jede Behandlungsperiode mit Ausnahme der Leistungen von Augen- und Frauenärzten mit einer Visite beim zuvor individuell festgelegten Hausarzt beginnt. Die Entscheidung, ob der Arzt die nötigen Leistungen selbst erbringt, zu einem geeigneten Facharzt überweist oder eine Krankenhauseinweisung vornimmt, obliegt seinem Ermessen.[38] In Abbildung 1, welche die Teilprozesse im Modell der Hausarztzentrierten Versorgung veranschaulicht, lässt sich erkennen, dass nach einer Überweisung eine Rückmeldung in Form von Berichten über erbrachte Leistungen o. ä. an den entsprechenden Gatekeeper zu erfolgen hat.

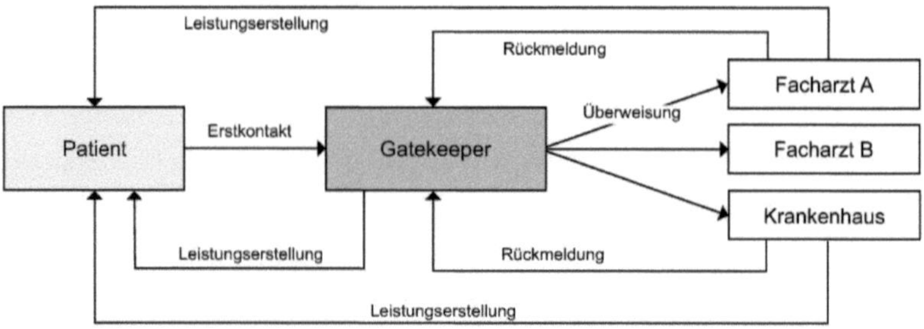

Abbildung 1: Modell der hausarztzentrierten Versorgung[39]

Der Gesetzgeber schreibt den Krankenkassen das Angebot der HzV für ihre Versicherten vor, wofür sich diese für mindestens ein Jahr durch Festlegung eines Hausarztes freiwillig ent-

[38] Vgl. Moßhammer, D., Gröber-Grätz, D. et al. (2009), S. 832.
[39] Quelle: Amelung, V., Brümmer, A. (2012), S. 218.

scheiden können. Dabei werden an den Gatekeeper bestimmte Voraussetzungen gestellt, wie beispielsweise die Behandlung nach praxiserprobten, evidenzbasierten Leitlinien, die Fortbildungspflicht oder die Implementierung von Maßnahmen der Qualitätssicherung. Die Intention zum flächendeckenden Angebot des Konzeptes zeigt sich darin, dass Verträge mit Gemeinschaften[40] geschlossen werden sollen, die mindestens 50% der Versicherten in einem Bezirk der jeweiligen KV vertreten. Die Möglichkeit eine KV als Vertragspartner einzubeziehen, ist gestattet, falls sich kein Partner findet, mit dem die o. g. Voraussetzung erfüllt werden kann. Hinsichtlich der Vergütungsvereinbarung mit den teilnehmenden Ärzten darf der durchschnittliche Fallwert eines Patienten, der sich für ein neues Hausarztmodell[41] entscheidet, den durchschnittlichen Fallwert des Kollektivvertrags nicht übersteigen, es sei denn, dass zum Ausgleich der Mehraufwendungen Einsparungen und Effizienzsteigerungen in anderen Leistungsbereichen nachgewiesen werden. Diese im Dezember 2010 eingeführte Begrenzung der Vergütung veränderte die Landschaft der Hausarztmodelle maßgeblich, worauf nachfolgend anhand der historischen Entwicklung des Konzepts eingegangen wird.[42]

2.2.2 Historie

Die Verpflichtung für die Krankenkassen Hausarztmodelle anzubieten wurde 2004 mit dem GKV-Modernisierungsgesetz festgeschrieben. Aufgrund fehlender Anreize kamen jedoch kaum entsprechende Verträge zustande. Erst das am 01.04.2007 in Kraft getretene GKV-Wettbewerbsstärkungsgesetz konkretisierte die Verpflichtung auf ein flächendeckendes Angebot. Die mit der Reform einhergegangene Entbindung vom Kollektivvertrag erweiterte die Hausarztzentrierte Versorgung zu einem echten Selektivvertrag.[43]

Der bundesweit erste direkte Hausarztvertrag ohne Beteiligung einer KV wurde im Juli 2008 zwischen der AOK Baden-Württemberg, der HÄVG und der MEDI-Verbund Dienstleistungs-GmbH geschlossen. Wie bereits in Kapitel 1 erwähnt, wurde diese Vereinbarung aufgrund des Bruchs mit dem Kollektivvertragssystem auch als Eisbrechervertrag bekannt.[44] Weitere Kassen folgten dem Vorbild in Baden-Württemberg und schlossen vergleichbare HzV-Verträge ab, darunter die AOK Bayern. Das in 2010 beschlossene GKV-Finanzierungsgesetz, das eine

[40] In diesem Fall stellen meist Hausärzteverbände, wie z. B. der Bayerische Hausärzteverband, solche Gemeinschaften dar.
[41] Zu den neuen Hausarztmodellen zählen alle Verträge, die nach dem 22.09.2010 geschlossen wurden; Quelle: Schulin, B. (2012), § 73b Abs. 5a SGB V.
[42] Vgl. Schulin, B. (2012), §73b SGB V.
[43] Vgl. Paquet, R. (2011), S. 34.
[44] Vgl. Hausärztliche Vertragsgemeinschaft, AOK Baden-Württemberg (2008).

geringere Vergütung der Hausärzte entsprechend dem kollektivvertraglichen Fallwert vorsah und damit für die teilnehmenden Hausärzte zu Honorarverlusten führte, veranlasste den Bayerischen Hausärzteverband zum Appell an alle Mediziner aus dem KV-System komplett auszusteigen und die Schlechterstellung der Allgemeinmediziner nicht ohne Weiteres hinzunehmen.[45] Den Boykott des KV-Systems hielt die AOK Bayern für rechtswidrig und fühlte sich durch den Druck des BHÄV zur Wiedereinführung des bisherigen hausärztlichen Honorarsystems erpresst. Sie reagierte daraufhin Mitte Dezember 2010 mit der fristlosen Kündigung des bayernweiten Hausarztmodells, woraufhin weitere Kassen mit der Auflösung ihrer Verträge nachzogen.[46]

Aktuell bieten die meisten[47] Krankenkassen ihren Versicherten wieder Hausarztverträge an, die vor allem hinsichtlich der Vergütungsstruktur negativ für die Leistungserbringer modifiziert wurden. Vorausgegangen waren intensive und langwierige Verhandlungen mit den Hausärzteverbänden.[48] Auch die AOK Bayern hat einen Vertrag zur Hausarztzentrierten Versorgung abgeschlossen, der im Folgenden detailliert vorgestellt wird.

2.2.3 HzV-Vertrag der AOK Bayern

Der neue bayerische HzV-Vertrag zwischen der AOK Bayern und dem Bayerischen Hausärzteverband gilt seit dem 15.02.2012, finanzwirksam seit dem 01.07.2012 auf unbefristete Zeit und solange keiner der beiden Vertragsparteien ordnungsgemäß kündigt. Sowohl Hausärzte als auch alle Versicherten, inklusive derjenigen, die bereits im vorherigen Hausarztvertrag eingeschrieben waren, müssen ihre Teilnahme erneut schriftlich erklären. Die Organisation der Teilnahme an der HzV sowie die Abrechnung übernimmt der Hausärzteverband für die beteiligten Ärzte.[49] Nach wie vor bestehen bestimmte Voraussetzungen für die Hausärzte, ohne die eine Teilnahme nicht möglich ist. Neben Qualifikations- und Qualitätsanforderungen wie der Beteiligung an strukturierten Qualitätszirkeln zur Arzneimitteltherapie, Maßnahmen zum Qualitätsmanagement und der Erfüllung der Fortbildungspflicht gehören dazu ebenso eine apparative Mindestausstattung, die Teilnahme an DMP sowie die Ausstattung mit entsprechender Vertragssoftware inklusive Online-Zugang. Außerdem werden eine Reihe von

---

[45] Vgl. Hoppenthaller, W. (2010).
[46] Vgl. AOK Bayern (2010).
[47] In Bayern bieten zurzeit noch immer 16 von 118 Krankenkassen keinen Hausarztvertrag an, Stand: 10.05.2012, Quelle: Bayerischer Hausärzteverband (2012).
[48] Vgl. Deutscher Hausärzteverband (2012).
[49] Vgl. AOK Bayern, Bayerischer Hausärzteverband (2012), S. 1, 4, 17.

Service-Angeboten für die eingeschriebenen Versicherten vorgeschrieben, beispielsweise eine Früh-, Abend- oder Samstagssprechstunde sowie eine Höchstwartezeit von 30 Minuten bei vorheriger Terminvereinbarung.[50] Im alten Vertrag bis Dezember 2010 waren die Versicherten im AOK-HzV-Vertrag beim Besuch des Hausarztes und mit Überweisungsschein auch beim jeweiligen Facharzt von der Zahlung der Praxisgebühr befreit. Dies ist im aktuellen Vertrag allerdings nicht mehr vorgesehen.[51]

Der neue AOK-Vertrag zur besonderen hausärztlichen Versorgung wurde nach altem Recht abgeschlossen, d. h. nach der Fassung des Paragraphen 73 b vor dem 22.09.2010. Das bedeutet, dass ein höherer zu vergütender Fallwert als im Kollektivvertrag vorgesehen ohne direkte Gegeneinsparungen durch den Vertrag erfolgen kann.[52] Dennoch ist die aktuelle Vergütungsstruktur der ärztlichen Leistungen prinzipiell für die Hausärzte weniger attraktiv gegenüber der alten Form, da beispielsweise die kontaktunabhängige Strukturpauschale, die bis zu 23,75 € pro Abrechnungsquartal und Patient einbrachte, vollständig weggefallen ist. Auch die kontaktabhängige Grundpauschale wurde von 47,50 € auf jetzt 40,00 € im Quartal begrenzt. Die aktuellen HzV-Vergütungspositionen setzen sich meist aus einer Pauschale und ggf. verschiedenen Zuschlägen zusammen. In Tabelle 1 sind auszugsweise einzelne Vergütungspositionen des AOK-Hausarztvertrags dargestellt, wobei explizit darauf hingewiesen wird, dass hierbei nur die grundlegenden Honorarkomponenten aufgelistet sind und einige weitere Einzelleistungspauschalen fehlen. Zur kontaktabhängigen Grundpauschale in Höhe von 40,00 € pro Quartal für die generelle hausärztliche Versorgung ohne besondere Einzelleistungen kann, wie aus Tabelle 1 entnommen werden kann, ein Maximalzuschlag von 55,00 € erfolgen, wenn der behandelte Patient an mindestens drei definierten Krankheitsbildern leidet, die besonderer ärztlicher Betreuung bedürfen. Der Zuschlagssatz reduziert sich jeweils, wenn nur eine oder zwei solcher Erkrankungen vorliegen. Daneben können bei Vertretung eines Kollegen eine kontaktabhängige Vertreterpauschale über 12,50 € sowie zur Abdeckung der Verwaltungskosten bei bestimmten Leistungen (z. B. EKG, Sonographie) eine Zielauftragspauschale in Höhe von 5,00 € abgerechnet werden. Zusätzlich existieren Vergütungsmöglichkeiten beispielsweise bei Leistungserbringung zu Unzeit, bei Hausbesuchen oder zur Prävention. Zur Vermei-

[50] Die genannten Voraussetzungen wurden hier beispielhaft aufgezeigt. Zur Gesamtheit aller Kriterien, siehe: AOK Bayern, Bayerischer Hausärzteverband (2012), S. 5-8.
[51] Vgl. AOK Bayern (2012).
[52] Vgl. Deutscher Ärzte-Verlag GmbH, Ärzteblatt (2012).

dung einer Doppelabrechnung mit dem BHÄV und der KV wird die Vergütung gegenüber der KV um die innerhalb der Hausarztzentrierten Versorgung erbrachten Leistungen bereinigt.[53]

Position	Höhe der Zuschläge
Kontaktabhängige Grundpauschale	40,00 € pro Quartal
Zuschlag für den erhöhten Betreuungs-aufwand definierter Krankheitsbilder	Bei Diagnose einer definierten Krankheit 10,00 €, bei zwei 27,50 €, bei drei oder mehr 55,00 € (jeweils pro Quartal)
Kontaktabhängige Vertreterpauschale	12,50 € pro Quartal
Zielauftragspauschale	5,00 € pro Quartal
Einzelleistungen zu Unzeit	Staffelung je nach Wochentag, Uhrzeit und Dringlichkeit; 7,00 €, 25,00 €, 40,00 € oder bis zu 70,00 € pro Leistung
Regelhafte Besuchstätigkeit (meist Hausbe-suche)	Bei Besuch 30,00 €, bei Mitbesuch 11,00 € (z. B. bei Behandlung eines weiteren Patienten in derselben Familie)
Einzelleistungen Prävention Plus	umfangreicher Zuschlagskatalog; z. B. umfangreiche Gesundheitsunter-suchung ab dem 36. Lebensjahr: 45,00 €; Hautkrebsscreening: 25,00 €

Tabelle 1: Auszug einzelner Vergütungspositionen mit den jeweiligen Zuschlägen (HzV-Vertrag der AOK Bayern ab 01.07.2012)[54]

2.2.4 Internationale Vorbilder

Hausarztmodelle sind, international betrachtet, keine Innovation der vergangenen Jahre. Vielmehr existiert im Vereinigten Königreich seit der Gründung des National Health Service[55] (NHS) im Jahr 1948 bereits eine Hausarztzentrierte Versorgung. Die ärztliche Grundversorgung wird von Hausärzten erbracht, die als Gatekeeper der fachärztlichen Leistungen fungieren und meist in Praxisgemeinschaften von vier bis sechs Medizinern behandeln. Die Primärärzte schließen mit dem NHS einen Vertrag und sind für die Versorgung der Bevölkerung in einem bestimmten Bezirk verantwortlich. Lokale NHS-Verwaltungseinheiten sind u. a. für die Implementierung nationaler gesundheitspolitischer Vorgaben vor Ort sowie für die Kon-trolle der Versorgungssituation zuständig. Das durchschnittliche Nettoeinkommen eines Hausarztes ist in Großbritannien, im Gegensatz zur Situation in Deutschland, etwas höher als das eines Facharztes. Das Honorar eines Arztes besteht im Vereinigten Königreich nicht nur

[53] Vgl. AOK Bayern, BHÄV (2012), S. 1-6; AOK Bayern, BHÄV (2009), S. 1-2; Braun, G. (2009), S. 193-194.
[54] Quelle: Eigene Darstellung in Anlehnung an AOK Bayern, BHÄV (2012).
[55] Der NHS in Großbritannien als alleiniger staatlicher Träger der Gesundheitsversorgung bietet allen Bürgern meist kostenlosen Zugang zu ambulanten und stationären Leistungen. Finanziert wird der NHS grundsätzlich aus Steuermitteln; Quelle: National Health Service (2011).

aus der Vergütung der erbrachten Leistungen, sondern zu etwa 20% aus Pay-for-performance[56]-Zahlungen, die sich an der Qualität der durchgeführten Behandlung orientieren. Die Rolle des Hausarztes als Gatekeeper im NHS wird von der Bevölkerung weitestgehend gut akzeptiert und wertgeschätzt.[57]

Neben Großbritannien ist das Konzept auch in anderen europäischen Gesundheitssystemen, wie beispielsweise der Schweiz oder den Niederlanden implementiert.[58] Den Ursprung haben die Elemente der Hausarztzentrierten Versorgung allerdings in den US-amerikanischen Managed-Care-Ansätzen[59], die heute einen festen Bestandteil der dortigen Versorgung bilden. Gravierende Unterschiede zwischen den einzelnen US-Bundesstaaten tragen zu einem komplizierten Gesamtsystem bei. Neben der staatlichen Versicherung übernehmen private Unternehmen einen großen Teil der Gesundheitsausgaben. Insgesamt sind die amerikanischen Strukturen durch geringe Regulierung und starken Wettbewerb gekennzeichnet. Mit der von der Regierung Obama im Jahr 2010 verabschiedeten Gesundheitsreform wurde vor allem eine Versicherungspflicht für alle Bürger und eine stärkere Regulierung der privaten Krankenversicherungen umgesetzt.[60] Insbesondere diese privaten Versicherungsträger nutzten Hausärzte als Gatekeeper für nahezu alle medizinischen Folgeleistungen. Versicherte waren mit dem Modell aufgrund der starken Einschränkung in der freien Inanspruchnahme von Fachärzten im Vergleich zu Großbritannien relativ unzufrieden, weshalb zusätzlich die Möglichkeit geschaffen wurde, einen beliebigen Facharzt wählen zu können, sofern die Folgekosten selbst getragen werden.[61]

Der starken Überversorgung an Spezialisten und der immensen Unterversorgung im allgemeinmedizinischen Bereich im amerikanischen Gesundheitswesen sollte durch den Einsatz von Gatekeepern entgegengewirkt werden. In letzter Zeit wird jedoch in den USA von diesem Konzept zunehmend Abstand genommen, da die eingeschränkte Arztwahlfreiheit von den Patienten wenig akzeptiert wird und viele Gatekeeper aufgrund des enormen Wissenszuwach-

---

[56] Pay-for-performance bezeichnet ein Anreizsystem für die Leistungserbringer zur Verbesserung der Prozessqualität der Versorgung, beispielsweise durch höhere Vergütung bei Behandlung nach festgelegten Leitlinien oder bei Erreichung bestimmter Impfquoten; Quelle: SVR (2009), S. 764, 877.

[57] Vgl. Roland, M., Guthrie, B. et al. (2012), S. 6-9.

[58] Vgl. Schulteis, T. (2007), S. 239.

[59] Für Managed-Care existieren verschiedene Definitionsansätze. Hier soll Managed-Care mit besonderen Organisations- und Vertragsformen im Rahmen von Selektivverträgen gleichgesetzt werden; Quelle: SVR (2009), S. 753-754.

[60] Vgl. Amelung, V., Brümmer, A. (2012), S. 29-31, 35.

[61] Vgl. Forrest, C. (2003), S. 692-693.

ses in der Medizin im Vergleich zu den Spezialisten nicht mehr bestmöglich behandeln können.[62]

2.2.5 Vor- und Nachteile für Kostenträger, teilnehmende Ärzte und Patienten

Abschließend werden positive sowie negative Aspekte der Hausarztzentrierten Versorgung für die GKV auf der einen und für die eingeschriebenen Hausärzte und Patienten auf der anderen Seite diskutiert.

Positive Argumente aus Sicht der Krankenkassen erwähnt der Sachverständigenrat zur Begutachtung der Entwicklung im Gesundheitswesen. Demnach zeigen mehrere untersuchte Studien eine Reduktion der Gesundheitsausgaben bei gleichzeitig besseren klinischen Outcomes auf.[63] Allerdings ist unklar, ob diese Einsparungen die bürokratischen Mehraufwendungen der Krankenkassen und Arztpraxen für die Organisation und Verwaltung der HzV kompensieren. Außerdem wurden Belege für niedrigere Hospitalisierungsraten, eine geringere Inanspruchnahme von Notfalldiensten, weniger Untersuchungen im Labor sowie für eine gesteigerte Nutzung präventiver Maßnahmen erwähnt, wodurch die Kostenträger von geringeren Ausgaben profitieren. Weiterhin treten Kostenreduktionen auch durch vermeidbare Doppeluntersuchungen und gezieltere Verschreibung von Arzneimitteln auf.[64] Da bislang wenige umfassende Evaluationen der Hausarztzentrierten Versorgung in Deutschland veröffentlicht wurden, muss ergänzend auf bestehende wissenschaftliche Arbeiten aus dem Ausland zurückgegriffen werden. Aus Sicht der Krankenkassen lässt sich somit bisher nicht vollständig beurteilen, ob und inwieweit die gewünschten Effekte in Deutschland erreicht werden können.[65]

Als positiver Effekt von Hausarztmodellen kann die langfristig angelegte Beziehung zwischen den Ärzten und den teilnehmenden Versicherten angeführt werden, womit Qualitätssteigerungen in der Versorgung erreicht werden können. Der Arzt profitiert zudem bei einem hohen Anteil von Patienten, die in der HzV eingeschrieben sind, von einem konstanten Patientenstamm. Außerdem erhalten die Ärzte neben einigen Pauschalvergütungen verschiedene Zusatzaufschläge und Einzelleistungen, was mit der letzten Gesetzesänderung der Vergütungs-

[62] Vgl. Amelung, V., Brümmer, A. (2012), S. 219, 231.
[63] Vgl. SVR (2009), S. 546.
[64] Vgl. Mühlbacher, A., Lubs, S. et al. (2006), S. 19.
[65] Vgl. Amelung, V., Eble, S. et al. (2011), S. 51.

struktur allerdings weniger gewichtet erscheint.[66] Die gestärkte Rolle und die Nachhaltigkeit der hausärztlichen Versorgung können ebenso positiv betrachtet werden. Allerdings müssen Ärzte gewisse Qualifikations- und Qualitätsanforderungen beachten, damit sie an den Hausarztmodellen mitwirken dürfen. Nachteilig für die Leistungserbringer sind außerdem eventuelle Rollenkonflikte, weil sie indirekt das Einkommen der Fachärzte, z. B. durch geringe Überweisungsraten, beeinflussen können. Erwähnt werden muss auch die Limitation, dass ein oder wenige Hausärzte keinen Einfluss auf die Vertragsgestaltung haben, da sie auf Verbandsebene als Gesamtheit vertreten werden.[67] Zuletzt darf der zusätzliche bürokratische Aufwand, der mit der Hausarztzentrierten Versorgung, insbesondere aufgrund der unterschiedlichen Verträge der einzelnen Kassen, einhergeht, nicht unterschätzt werden.[68]

Für die Versicherten wurde der größte Anreiz, der Erlass der Praxisgebühr, in den meisten neuen Hausarztverträgen, die seit Anfang bis Mitte 2012 gelten, gestrichen.[69] Somit erhalten die meisten Versicherten derzeit nur noch bestimmte Serviceleistungen, wie z. B. Präventionskurse oder Garantien von Höchstwartezeiten.[70] Die kontinuierliche Betreuung durch den Gatekeeper wirkt sich jedoch im Idealfall für die Patienten durch Koordination der Versorgung über die Zeit positiv aus. Ein negativer Aspekt von Hausarztmodellen ist die Schwächung der Patientenzufriedenheit, da der zwingende Besuch des Hausarztes für Versicherte einen unnötigen Zeitaufwand darstellt, vor allem, wenn der Gatekeeper ohne eigene Behandlung sofort eine Überweisung zum Facharzt ausstellt. Des Weiteren wird die freie Arztwahl hierdurch erheblich eingeschränkt, was viele Patienten als gravierenden Nachteil empfinden.[71]

Insgesamt betrachtet ergeben sich insbesondere für die Kostenträger Ausgabeneinsparpotentiale, die jedoch mit weiteren wissenschaftlichen Evaluationen ausführlich belegt werden müssen. Neben dem bürokratischen Mehraufwand spielen zusätzliche Vergütungspositionen für den Hausarzt und Teilnahmeanreize für die Versicherten eine wichtige Rolle bei der zukünftigen Gestaltung von Hausarztverträgen.[72]

---

[66] Vgl. Cassel, D., Ebsen, I. et al. (2006), S. 51.
[67] Vgl. Amelung, V., Brümmer, A. (2012), S. 228-230.
[68] Vgl. Klingenberg, A., Broge, B.u. a. (2010), S. 89.
[69] Vgl. Deutscher Hausärzteverband (2012).
[70] Vgl. Cassel, D., Ebsen, I. et al. (2006), S. 51.
[71] Vgl. Amelung, V., Brümmer, A. (2012), S. 228-229.
[72] Vgl. Amelung, V., Eble, S. et al. (2011), S. 52-53.

3 Methodik

Im Folgenden wird erläutert, wie bei der Literatursuche nach gesundheitsökonomischen Evaluationen vorgegangen wurde und welche Kriterien die Publikationen enthalten sollten, damit sie sich zur weiteren Untersuchung eignen.

Es wurde nach Studien gesucht, die das Gatekeeping-Konzept, was durch den Beginn jeder Behandlung beim Haus- oder Primärarzt gekennzeichnet ist, systematisch mit dem freien Zugang zu fachärztlichen Leistungen vergleichen. Die Literaturrecherche wurde mit den Begriffen Gatekeeping, Gatekeeper sowie first contact und self-referral in den Datenbanken PubMed (Medline und Pre-Medline), EMBASE und in der Cochrane Library im April 2012 durchgeführt.[73]

Bereits 2008 lieferten Zentner et al. in einem systematischen Review, welcher der gleichen Suchstrategie zugrunde liegt, erste Ergebnisse, ob der Hausarzt als Lotse die Gesundheitsversorgung qualitativ hochwertiger und effizienter macht. 2010 aktualisierten die Autoren diesen Bericht in englischer Sprache mit hinzugekommenen Publikationen. Auch von Moßhammer et al. (2009) liegt ein Review mit vergleichbarer Struktur vor. Die meisten der Aufsätze stammen aus dem Ausland, da in Deutschland bislang wenig geeignete Evaluationen zur HzV vorhanden sind. Im Rahmen dieser Arbeit sollen vor allem Studien, die in den Reviews aufgrund späterer Veröffentlichung noch nicht betrachtet wurden, analysiert werden. Nach einer kurzen Betrachtung der Reviews soll am Ende ein Gesamtfazit aller untersuchten Studien mit entsprechenden Anregungen für zukünftige Evaluationen stehen.

[73] Vgl. SVR (2009), S. 798-799.

4 Gesundheitsökonomische Evaluation der Hausarztzentrierten Versorgung

Nach der durchgeführten Literaturrecherche werden in Kapitel 4.1 deren Ergebnisse aufgezeigt. Im umfangreichsten Teil dieser Arbeit werden die ausgewählten Studien (siehe Kapitel 4.2.1) sowie die beiden Reviews (siehe Kapitel 4.2.2) detailliert vorgestellt. Daran schließt sich eine Gesamtzusammenfassung mit entsprechenden Anregungen für weitere Evaluationen in Deutschland (siehe Kapitel 4.3).

4.1 Rechercheergebnisse

Die Literaturrecherche lieferte insgesamt 958 Treffer, wovon 355 nach einer ersten Auswahl und nur 15 Ergebnisse bei der weiteren Sortierung als relevant eingestuft wurden. Nach einer genaueren Sichtung der Abstracts wurden weitere acht der verbleibenden 15 Studien als irrelevant ausgelistet. Geeignet erschienen letztlich vier Publikationen, die im Weiteren genauer betrachtet werden. Wegen der geringen Anzahl an neuen Studien werden zusätzlich vier Ältere analysiert, die bereits im Review von Velasco Garrido et al. (2010) verwendet worden sind. Dabei wurden von den 26 Publikationen aus dem Review aufgrund des Studiendesigns die einzig enthaltene randomisierte kontrollierte sowie zwei quasi-randomisierte kontrollierte Studien in die Analyse eingeschlossen. Außerdem kommen die einzige bei Velasco Garrido et al. enthaltene deutsche Studie von Ose et al. (2008) sowie zwei weitere Analysen aus Deutschland hinzu, die anhand der Referenzen bereits betrachteter Artikel gewonnen wurden.[74]

4.2 Studienbeschreibung und Ergebnisse

Insgesamt werden im Folgenden zehn Primärstudien (siehe Kapitel 4.2.1) untersucht, die in Tabelle 2 alphabetisch nach Autor(en), dem Land der Analysedaten und dem Titel der Studie gegliedert sind. Anschließend erfolgt eine kurze Betrachtung der zwei vorliegenden Reviews von Velasco Garrido et al. (2010) und Moßhammer et al. (2009).

---

[74] Vgl. Velasco Garrido, M., Zentner, A. et al. (2010), S. 30.

Autor(en)	Land	Studie
AQUA-Institut (2008)	Deutschland	Evaluation von Hausarztverträgen der Ersatzkassen: Erste Zwischenbilanz in fünf Regionen
Gonzalez (2009)	Spanien	Gatekeeping versus direct-access when patient information matters
Hadad et al. (2011)	Israel	Determinants of healthcare system's efficiency in OECD countries
Höhne et al. (2009)	Deutschland	Hausarztzentrierte Versorgung in Deutschland. Der Hausarzt als Lotse?
Martin et al. (1989)	USA	Effect of a Gatekeeper Plan on Health Services Use and Charges: A Randomized Trial
Meyer et al. (1996)	USA	Randomized Controlled Trial of Residents as Gatekeepers
Ose et al. (2008)	Deutschland	Mit Überweisung vom Hausarzt zum Spezialisten - Haben Verträge zur HzV einen Einfluss?
Schillinger et al. (2000)	USA	Effects of Primary Care Coordination on Public Hospital Patients
Schnitzer et al. (2011)	Deutschland	Führt das Hausarztmodell zu mehr Gleichheit im Gesundheitssystem?
Wranik (2011)	Kanada	Healthcare policy tools as determinants of health-system efficiency: evidence from the OECD

Tabelle 2: Übersicht verwendeter Primärstudien[75]

4.2.1 Primärstudien

Bei der Analyse der ausgewählten Primärstudien werden jeweils das verfolgte Ziel der Publikation, die verwendete Methodik, die Ergebnisse der Untersuchungen sowie entsprechende Limitationen, die den Aussagegehalt beschränken, systematisch dargestellt.

AQUA-Institut (2008): Evaluation von Hausarztverträgen der Ersatzkassen: Erste Zwischenbilanz in fünf Regionen

Im November 2007 führte das AQUA-Institut für angewandte Qualitätsförderung und Forschung im Gesundheitswesen GmbH im Auftrag des Verbandes der Angestellten-Krankenkassen e. V. eine wissenschaftliche Analyse für die HzV-Verträge zwischen Ersatzkassen in den Regionen Hessen, Niedersachsen, Nordrhein, Nordwürttemberg, Westfalen-Lippe und den jeweiligen Kassenärztlichen Vereinigungen durch. Der vorliegende Zwischenbericht enthält Routinedaten der beteiligten Krankenkassen aus den Jahren 2005 und 2006, wobei die vollständige Analyse, welche bisher noch nicht veröffentlicht wurde, den Zeitraum 2005 bis 2008 umfassen soll. Aus den Daten konnte entnommen werden, dass die 613.645 Teilnehmer an den o. g. Hausarztverträgen (11,5% der insgesamt einschreibeberechtigten Versicherten) im Vergleich mit allen übrigen Versicherten über 18 Jahren durchschnittlich etwa vier Jahre älter sind sowie häufiger an chronischen Krankheiten leiden, weshalb die Bildung einer Kontrollgruppe mit vergleichbarer Geschlechts-, Alters- und Morbiditätsstruktur erfolgte.

[75] Quelle: Eigene Darstellung.

Die Gegenüberstellung der Datensätze verdeutlicht hinsichtlich des Ziels der Hausarztzentrierten Versorgung, die Facharztkonsultationen ohne vorherige Überweisung durch einen Hausarzt zu reduzieren, eine positive Erstentwicklung, da sich dieser Anteil im Durchschnitt von 29,1% (2005) auf 26% (2006) verringerte. Ausgenommen wurden hierbei Überweisungen zu Frauen- und Augenärzten. Der Anteil der HzV-Versicherten, die an Gesundheitspräventionsuntersuchungen teilnahmen, stieg von 2005 auf 2006 um 8,5 Prozentpunkte, in der Kontrollgruppe um 7,9 Prozentpunkte. Im Bereich von Kriterien, welche beispielsweise die Arzneimittelverordnungsqualität oder eine leitliniengerechte Versorgung repräsentieren, weisen die bisherigen Untersuchungen heterogene Entwicklungen auf. Des Weiteren waren die Gesundheitsausgaben der Krankenkassen für stationäre Behandlungen, Heil- und Hilfsmittel sowie Arzneimittel bei eingeschriebenen Versicherten um 28,47 € (2005) bzw. 14,05 € (2006) niedriger als in der Kontrollgruppe. Um eine umfassende Bewertung der Kostenentwicklung zu ermöglichen, müssen, wie in Tabelle 3 dargestellt, die genannten Einsparungen den Mehraufwendungen für die teilnehmenden Hausärzte (12,72 € in 2005 und 24,79 € in 2006 pro Versichertem) gegenübergestellt werden. Außerdem muss, je nach Satzung der Krankenkasse, ggf. der Erlass der Praxisgebühr für die Patienten mit einberechnet werden. Wie Tabelle 3 zu entnehmen ist, wurde für die aufgezeigte Kostenentwicklung von 2005 auf 2006 im Gesamtergebnis eine Verdoppelung der Mehrausgaben (2005: 24,25 €; 2006: 50,74 €) errechnet. Auch bei Nichterlass der Praxisgebühr entstehen den Kostenträgern, zumindest in 2006, Mehraufwendungen für HzV-Versicherte. Als Gesamtfazit des vorliegenden Zwischenberichts kann konstatiert werden, dass zwar die Koordinierung der Versorgung durch effizientere Überweisungsraten verbessert werden kann, allerdings ergeben sich aus der Perspektive der gesetzlichen Krankenkassen im betrachteten Zeitraum erhebliche Mehrkosten für die eingeschriebenen Versicherten.

Kritisch sollte bei dieser Studie der kurze Zeitraum der verfügbaren Daten gesehen werden, welcher jedoch mit Veröffentlichung der ausführlichen Studie ausgeweitet wird. Außerdem sollten die Parameter zur Messung der Qualität der Versorgung erweitert werden, was im Zuge einer Überarbeitung von den Autoren angedacht ist.[76]

[76] Vgl. AQUA-Institut (2008).

Kostenentwicklung pro HzV-Versichertem im Vergleich zur Kontrollgruppe	2005	2006
- **Einsparungen** (stationäre Versorgung, Heil- und Hilfsmittel, Arzneimittel)	- 28,47 €	- 14,05 €
+ **Mehrausgaben** für ärztliche Betreuungs-pauschalen in den HzV-Verträgen	+ 12,72 €	+ 24,79 €
+ ggf. **Verlust** durch Erlass der Praxisgebühr (pro Quartal jeweils 10,00 €)	+ 40,00 €	+ 40,00 €
= **Gesamtergebnis**	**+ 24,25 €**	**+ 50,74 €**
= Gesamtergebnis ohne Erlass der Praxisgebühr	- 15,75 €	+ 10,74 €

Tabelle 3: exemplarische Kostenentwicklung pro HzV-Versichertem im Vergleich zur Kontrollgruppe pro Jahr[77]

Gonzalez (2009): Gatekeeping versus direct-access when patient information matters

In der Publikation von Gonzalez aus Spanien aus dem Jahr 2009 wird ein Prinzipal-Agenten-Modell entworfen, das die Vorzüge von Hausarztmodellen mit einem System ohne Gatekeeping-Konzept herausarbeitet. Dabei spielen die Berücksichtigung von Informationen über den eigenen Gesundheitszustand beim Patienten und potentieller Druck des Patienten auf den Hausarzt zur Überweisung zum Spezialisten neben monetären Anreizen für den Hausarzt bei der Diagnose eine entscheidende Rolle. Das Ziel, das mit der Erstellung dieses volkswirtschaftlichen Modells einhergeht, ist die Messung der Effizienz beider Szenarien und daraus die Ableitung von Empfehlungen für die Gesundheitspolitik. Im aufgestellten Prinzipal-Agenten-Modell agiert die Gesundheitsbehörde als Prinzipal sowohl für den Patienten als auch für den Hausarzt, welche die beiden Agenten darstellen. Die Gesundheitsbehörde steht dem Problem von Moral Hazard gegenüber, da sie weder über Nachweise der Richtigkeit erteilter Diagnosen des Arztes noch über entsprechende Ergebnisse der Behandlungen verfügt. Im Modell werden die Ziele und das Verhalten der drei Beteiligten eruiert sowie die Auswirkungen von einzelnen Variablen in verschiedenen Szenarien untersucht.

Die Ergebnisse zeigen, dass der Verzicht auf Hausarztmodelle optimal ist, wenn der Druck des Patienten auf den Primärarzt zur Ausstellung einer Überweisung zum Facharzt ausreichend hoch ist und wenn gleichzeitig die Selbsteinschätzung des Gesundheitszustands des Patienten weder sehr zutreffend noch sehr unzutreffend ist. Bei vollkommen falscher Einschätzung seines Wohlbefindens würde sich der Patient bei freier Arztwahl womöglich für den falschen Spezialisten entscheiden, was ineffizient ist. Sollte der Patient sein Wohlbefin-

[77] Quelle: Eigene Darstellung anhand der Daten von AQUA-Institut (2008).

den richtig einschätzen und dem Arzt entsprechend kommunizieren, hat Letzterer den Anreiz eine Diagnose zu unterlassen und direkt zu behandeln, was wiederum nicht optimal sein kann, da sich der Arzt somit auch von Versicherten, deren Einschätzung nicht präzise ist, falsch beeinflussen lassen könnte. Andererseits würde die Gesundheitsbehörde bei richtigem Selbstbild des Patienten von dessen Wissen profitieren und könnte die für die Diagnose anfallenden Kosten einsparen. In der Praxis ist die Qualität von Krankheitsinformationen jedoch nicht messbar und dieser Ansatz nicht vollständig operationalisierbar. Insgesamt kann dennoch festgestellt werden, dass Versicherte, die beispielsweise an einer chronischen oder in der Gesellschaft weit verbreiteten Krankheit leiden, mit höherer Wahrscheinlichkeit ihren Gesundheitszustand richtig einschätzen und somit eher den passenden Leistungserbringer wählen als Patienten, die seltene oder komplexe Symptome zeigen. Für Letztere ist ein Gesundheitssystem mit Gatekeeping-Implementierung relevant, während dies für die erste Patientengruppe größtenteils als überflüssig bewertet wird. Eine allgemeingültige Empfehlung für oder gegen Hausarztmodelle wird somit nicht gegeben.

Vernachlässigt wurde in diesem ökonomischen Modell der positive Zusammenhang zwischen Einkommen bzw. Bildungsstand von Versicherten und einer oftmals treffenderen Selbstbeurteilung des eigenen Wohlbefindens. Patienten mit schwächerer sozioökonomischer Position werden folglich bei Existenz von Hausarztmodellen besser unterstützt. Diese Relation wirkt sich zudem auf die Intensität des Drucks auf den Hausarzt aus, da besser Gebildete bei Vorliegen einer bekannten Erkrankung aufgrund einer größeren Wissensbasis eher auf eine sofortige Überweisung bestehen als Versicherte mit vergleichbar niedrigerem Bildungsstand. Auch diese Annahme wurde im Modell nicht berücksichtigt.[78]

Hadad et al. (2011): Determinants of healthcare system's efficiency in OECD countries

Hadad et al. verfolgen mit ihrer Studie das Ziel eines Vergleichs der Effizienz von Gesundheitssystemen anhand der Daten von OECD-Ländern aus dem Jahr 2007. Hierbei wurde die Data Envelopment Analyse, bei der messbare Inputs und Outputs von Volkswirtschaften mithilfe mathematischer Techniken aggregiert werden, verwendet. Als Inputs kommen beispielsweise die Arztdichte, die Gesundheitsausgaben pro Kopf oder der Konsum von Obst und Gemüse pro Person in Frage. Als Outputs wurden die Lebenserwartung und die Überlebensrate von Säuglingen herangezogen.

[78] Vgl. González, P. (2009).

Aus den Testergebnissen lässt sich ableiten, dass Gesundheitssysteme bei Implementierung des Gatekeeping-Elements eine geringere Effizienz aufweisen. In einem modellhaften Ranking verwendet der signifikant kleinere Teil von effizienten Ländern Hausarztmodelle. Zusätzlich wird erwähnt, dass dieses Resultat dem von Bhat (2005) [79] widerspricht, welcher auf Basis älterer OECD-Daten zum Ergebnis kam, dass insbesondere in effizienten Gesundheitssystemen Hausärzte als Lotsen agieren. Die Autoren führen diesen Ergebnisunterschied auf die ältere Datengrundlage und den Ausschluss einzelner Länder bei der Analyse von Bhat zurück und raten politischen Entscheidungsträgern insgesamt von Hausarztmodellen ab. Bei der Verwendung der Data Envelopment Analyse muss beachtet werden, dass statistische Schwankungen, Messfehler oder unbeobachtete Datenheterogenität, wie bei nahezu jeder empirischen Untersuchung, die Ergebnisse beeinflussen können.[80]

Höhne et al. (2009): Hausarztzentrierte Versorgung in Deutschland. Der Hausarzt als Lotse?

Diese von der IKK gesund plus beauftragte Studie evaluiert das gemeinsam geschlossene Hausarztprogramm zwischen der AOK Sachsen-Anhalt und der IKK gesund plus in Sachsen-Anhalt mittels einer geschichteten Zufallsstichprobe von 962 Teilnehmern und 644 Nichtteilnehmern als Kontrollgruppe. Ziel der vorliegenden Forschungsarbeit ist die Untersuchung des Hausarztmodells aus Versichertensicht anhand einer Überprüfung, ob die Rechte und Pflichten der eingeschriebenen Patienten und Hausärzte jeweils eingehalten werden. Die Daten wurden sowohl in der Interventionsgruppe (Teilnehmer am Hausarztvertrag) als auch in der Kontrollgruppe (Nichtteilnehmer) durch eine Wiederholungsbefragung schriftlich ermittelt. Die vorliegenden Ergebnisse beziehen sich jedoch nur auf die erste Befragung, die von Mai bis August 2006 durchgeführt wurde.

Grundsätzlich konnte festgestellt werden, dass Programmteilnehmer im Vergleich zu den Nichtteilnehmern signifikant älter sind: Der Mittelwert des Alters in der Interventionsgruppe war mit 50,4 Jahren deutlich höher als in der Kontrollgruppe mit 43,7 Jahren. Außerdem gaben 65,9% der Teilnehmer an, an einer chronischen Erkrankung zu leiden, bei den Nichtteilnehmern waren es nur 41,6%. Ebenso konnte festgestellt werden, dass nur sehr wenige Versi-

[79] Vgl. Bhat, V. (2005).
[80] Vgl. Hadad, S., Hadad, Y. et al. (2011).

cherte mit der Einschreibung ihren Hausarzt gewechselt haben. Ein signifikanter Unterschied zeigte sich bei der Häufigkeit der Konsultationen innerhalb der letzten vier Wochen: Während sich etwa ein Viertel der Nichtteilnehmer in dieser Zeit ein- oder zweimal vom Hausarzt behandeln ließen, waren es im Stichprobenkollektiv der Hausarztmodellteilnehmer mit 48,1% fast doppelt so viele Arztbesuche. Hinsichtlich der Frage, ob die teilnehmenden Ärzte unterzeichnete Vertragsvereinbarungen tatsächlich einhalten, lässt sich konstatieren, dass z. B. die Mehrheit der Interventionsgruppe im Vergleich signifikant seltener mehr als 30 Minuten Wartezeit in der Arztpraxis in Kauf nehmen musste. Ähnliche Ergebnisse zeigten sich auch bei der Dauer der Terminvergabe. Des Weiteren suchten, wie in Abbildung 2 erkennbar, signifikant mehr Nichtteilnehmer (11,1%) in der Kontrollgruppe einen Facharzt (ausgenommen Gynäkologen) ohne Überweisung auf, unter den Hausarztmodellteilnehmern lag dieser Anteil lediglich bei 4,9%. Insgesamt bestätigen die Ergebnisse die größere steuernde Rolle des Hausarztes im Zuge der HzV, was auch von der Mehrzahl der teilnehmenden Versicherten akzeptiert wird. Die Befragungen legten zudem offen, dass das Vertrauen zum Hausarzt sowie die Zufriedenheit der Patienten mit dem Hausarztmodell als sehr hoch zu bezeichnen ist, was vor allem auf die Befreiung der Praxisgebühr zurückzuführen ist, da der Erlass dieser als Hauptgrund für die Entscheidung zur Teilnahme angegeben wurde.

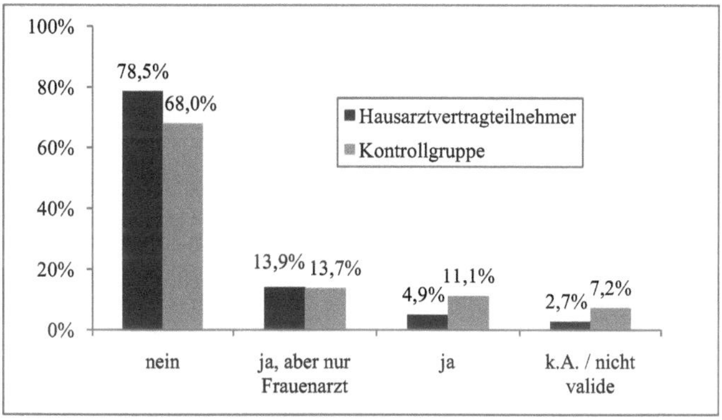

Abbildung 2: Vergleich zwischen Teilnehmern und Nichtteilnehmern hinsichtlich der Frage, ob ein Facharzt ohne vorherige Überweisung des Hausarztes aufgesucht wird (Anteile in Prozent)[81]

[81] Die Antwort „ja, aber nur Frauenarzt" wurde ausschließlich von Frauen in der Stichprobe berücksichtigt. Bei Konsultation eines Gynäkologen ist eine Überweisung laut Vertrag grundsätzlich nicht notwendig; Quelle: Eigene Darstellung nach Höhne, A., Jedlitschka, K. et al. (2009).

Zur Begrenzung des Aussagegehalts dieser Publikation muss die fehlende Berücksichtigung der Kosten der Versorgung, der klinischen Outcomes und der quantitativen Facharztkonsultationen angemerkt werden. Zudem werden aufgrund der Konzentration der Evaluation auf die Versichertensicht die Perspektiven der Hausärzte und der Kostenträger ausgeblendet, was zu verzerrten Ergebnissen führen könnte.[82]

Martin et al. (1989): Effect of a Gatekeeper Plan on Health Services Use and Charges: A Randomized Trial

Diese Studie von Martin et al. wurde 1989 in den USA veröffentlicht und untersucht in einem Betrachtungszeitraum von 12 Monaten die Effekte, die Primärärzte in den Vereinigten Staaten, die als Gatekeeper agieren, auf die Nutzung von Gesundheitsleistungen in den verschiedenen Sektoren sowie auf die Kosten der Versorgung haben. Dazu wurden Daten von 555 Teilnehmern an einem Hausarztmodell mit denen von 558 Nichtteilnehmern verglichen, wobei die Gruppenstichproben randomisiert und anhand gleichartiger Patientenselektion nach bestimmten sozioökonomischen Kriterien zustande kamen. Es wurden jedoch ausschließlich Arbeitnehmer und deren Familien als Stichprobe in die Analyse aufgenommen. Ein bedeutender Unterschied der hier betrachteten Verträge zu deutschen Hausarztmodellen ist die Verweigerung der Kostenübernahme durch den Versicherungsträger, falls Versicherte im Gatekeeping-Konzept Behandlungen von Fachärzten oder Krankenhäusern (ausgenommen Notfallversorgung) ohne Überweisung vom Hausarzt in Anspruch nehmen.

Die Ergebnisse zeigen, dass die Altersstruktur bei der Untersuchung zwischen den Teilnehmern und Nichtteilnehmern, im Gegensatz zu den exemplarischen deutschen Studien von Höhne et al. (2009) sowie vom AQUA-Institut (2008), relativ homogen ist, d. h. der Anteil der über 45-Jährigen unter den Teilnehmern ist nicht signifikant höher. Es konnte außerdem gezeigt werden, dass Patienten im HzV-Modell 6% mehr Hausarzt- sowie 9% weniger Facharztbesuche aufweisen als diejenigen in der Kontrollgruppe, deren jährliche Kosten im ambulanten Bereich um 21,00 $ höher waren als in der Interventionsgruppe. Hausärzte mit Gatekeeping-Funktion erbrachten insgesamt 4% weniger medizinische Leistungen als diejenigen, die nicht als Lotse agieren. Die Inanspruchnahme bzw. Kostenverteilung im stationären Sektor variierte zwischen den Stichprobengruppen vergleichsweise geringfügig. So nahmen

[82] Vgl. Höhne, A., Jedlitschka, K. et al. (2009).

0,5% mehr Nichtteilnehmer stationäre Leistungen in Anspruch und die Krankenhauskosten bei den HzV-Teilnehmern lagen um 6,00 $ höher. Zusammenfassend kann konstatiert werden, dass sowohl eine Verringerung der Facharztbesuche als auch eine Kostenreduktion im ambulanten Sektor bei Implementierung des Hausarztsystems gelingt. Die Zufriedenheit mit der primärärztlichen Versorgung wurde von im Hausarztmodell eingeschriebenen Versicherten allerdings um 11% schlechter bewertet als von Nichtteilnehmern.

Als Limitation der Ergebnisse werden der kurze, einjährige Betrachtungszeitraum sowie die Einschränkung der Grundgesamtheit in der Stichprobe auf Arbeitnehmer und deren Familien erwähnt. Zudem muss der Zeitpunkt der Veröffentlichung (1989) bei der Interpretation der Resultate berücksichtigt werden.[83]

Meyer et al. (1996): Randomized Controlled Trial of Residents as Gatekeepers
Diese US-Studie von Meyer et al. soll ermitteln, wie Patienten mit komplexen Symptomen und langwierigen Krankheiten in einer Klinik, die eine umfassende primärärztliche Versorgung bereitstellt, von Assistenzärzten als Lotsen durch Koordinierung der Primärversorgung behandelt werden. Zur Untersuchung, ob dabei die Kosten gesenkt und die Patientenzufriedenheit gesteigert werden können, wurden zwei Patientengruppen gebildet: eine Kontrollgruppe aus 128 Patienten, die ohne terminliche Restriktionen direkt im Krankenhaus von entsprechenden Spezialisten behandelt wurde sowie eine Interventionsgruppe aus 126 Patienten, bei welcher die Assistenzärzte als Gatekeeper vor einer Behandlung in der Klinik eine vorliegende Überweisung in die jeweilige Spezialabteilung genehmigen mussten. Der Untersuchungszeitraum erstreckte sich dabei auf ein Jahr.

Bei der Datenanalyse wurden keine signifikanten Unterschiede hinsichtlich der Länge des Krankenhausaufenthaltes deutlich. Lediglich eine Reduzierung der Anzahl an Medikamenten in der Interventionsgruppe konnte beobachtet werden, was sich jedoch statistisch nicht signifikant auf die Medikationskosten insgesamt auswirkte. Hingegen war die Anzahl der Besuche beim Hausarzt in der Interventionsgruppe signifikant höher. Die Zufriedenheit der Versorgung sowie der Gesundheitszustand der Probanden waren in beiden Gruppen relativ ähnlich. Insgesamt konnten somit nur minimale Unterschiede bei der Untersuchung aufgedeckt werden, was möglicherweise am hohen Anteil schwerkranker und multimorbider Patienten, die

[83] Vgl. Martin, D., Diehr, P. et al. (1989).

zur Behandlung in die Klinik kamen, liegen könnte. Zudem liegt die Veröffentlichung dieser Studie (1996), wie bei Martin et al. (1989) etliche Jahre zurück, was den Aussagegehalt für die Gegenwart zusätzlich beschränkt.[84]

Ose et al. (2008): Mit Überweisung vom Hausarzt zum Spezialisten – Haben Verträge zur Hausarztzentrierten Versorgung einen Einfluss?

Mit dieser Evaluation analysierten Ose et al., ob die Hausarztzentrierte Versorgung dazu beiträgt, dass eingeschriebene Versicherte häufiger unter Vorlage einer Überweisung von ihrem Hausarzt den jeweiligen Facharzt aufsuchen. Die erforderlichen Daten lieferte die bereits zuvor beschriebene wissenschaftliche Untersuchung des AQUA-Instituts (2008) aus den Jahren 2005 und 2006, welche die Hausarztverträge einiger Ersatzkassen anhand der Bildung einer Vergleichsgruppe evaluiert.

Im Jahr 2006 war ein Gesamtrückgang der Anzahl an Facharztbesuchen um 5,1% gegenüber 2005 zu beobachten. Starke Unterschiede zwischen den beiden Kohorten wurden beim Anteil an Facharztkonsultationen mit vorheriger Überweisung vom Hausarzt deutlich. Während der Anteil der HzV-Versicherten mit Überweisung in 2005 bei 68,8% lag, war dieser in der Vergleichsgruppe mit 54,1% deutlich niedriger. Im Folgejahr ist, wie in Tabelle 4 dargestellt, eine Erhöhung des Anteils an Konsultationen von Spezialisten mit Überweisung in der Interventionsgruppe (HzV-Teilnehmer) auf 72,5% zu verzeichnen, wohingegen der Anteil in der Kontrollgruppe (Nichtteilnehmer) auf 50,3% schrumpft. Die aufgezeigte Entwicklung wird auch bei den Facharztgruppen mit therapeutischem Schwerpunkt ersichtlich, wobei der Anteil an Facharztbesuchen, bei denen eine Überweisung vom Hausarzt vorliegt, hierbei in beiden Kohorten erheblich größer ausfällt. Dies liegt daran, dass Fachärzte eher an diagnostisch arbeitende Spezialisten überweisen, Hausärzte dagegen häufiger an therapeutisch behandelnde Fachärzte. Insgesamt zeigt die Datenanalyse einen positiven Einfluss der Hausarztzentrierten Versorgung auf das Verhalten der Programmteilnehmer, da diese häufiger mit vorliegender Überweisung ihres Hausarztes einen Facharzt aufsuchen als Nichtteilnehmer.

Einschränkend muss jedoch erwähnt werden, dass keine Angaben zur Angemessenheit und Qualität der Arztbesuche sowie zu den Kosten vorliegen. Außerdem fällt der Zeitraum der erhobenen Daten mit nur zwei Betrachtungsjahren relativ kurz aus.[85]

[84] Vgl. Meyer, T., Prochazka, A. et al. (1996).

Facharztgruppe	untersuchte Versichertengruppe	2005	2006
alle Fachgruppen	HzV-Versicherte	68,8%	72,5%
	Vergleichsgruppe	54,1%	50,3%
Fachgruppen mit therapeutischem Schwerpunkt	HzV-Versicherte	76,6%	80,8%
	Vergleichsgruppe	59,1%	54,2%

Tabelle 4: Entwicklung der Anteile an Facharztkonsultationen mit Überweisung vom Hausarzt (in Prozent)[86]

Schillinger et al. (2000): Effects of Primary Care Coordination on Public Hospital Patients

In der Evaluation von Schillinger et al. aus dem Jahr 2000 werden, ähnlich wie bei der zuvor betrachteten Studie von Meyer et al., die Effekte einer primärärztlichen Versorgung in einem US-amerikanischen Universitätsklinikum mit Gatekeeping-Element auf die Nutzung und Zufriedenheit der Probanden mit der stationären Versorgung untersucht. Auch hier wurden zwei Gruppen aus Patienten, die mindestens einmal im der Studie vorausgegangenen Jahr in diesem Krankenhaus behandelt worden sind, gebildet: Die Interventionsgruppe mit 1.121 Versicherten wurde basierend auf den Präsenztagen ihres Hausarztes in der Klinik randomisiert zusammengestellt und benötigte zur Behandlung durch Fachärzte und Spezialisten im Krankenhaus vorab eine Überweisung bzw. Genehmigung ihres behandelnden Primärarztes. Für die Kontrollgruppe aus 1.172 Patienten galt diese Restriktion innerhalb des einjährigen Beobachtungszeitraums nicht.

Nach statistischer Auswertung der erhobenen Daten wurde eine Abnahme der fachärztlichen Konsultationen in der Interventionsgruppe um 0,57 Besuche mehr pro Jahr gegenüber der Vergleichsgruppe festgestellt. Ein Anstieg der Primärarztnutzung bei den Gatekeeping-Patienten war zwar zu erkennen, mit nur 0,27 Konsultationen mehr pro Jahr war der Unterschied zu den Vergleichspersonen jedoch statistisch nicht signifikant. Des Weiteren konnten die jährlichen Krankenhausaufenthalte bei Patienten, die eine Überweisung ihres Primärarztes vorlegen mussten, in der Summe um 0,14 Aufenthalte mehr pro Jahr in der Interventionsgruppe reduziert werden. Hinsichtlich der Zufriedenheit der Patienten mit der Versorgung

[85] Vgl. Ose, D., Broge, B. et al. (2008).
[86] Quelle: Eigene Darstellung nach Ose, D., Broge, B. et al. (2008).

sowie dem wahrgenommenen Zugang zu fachärztlichen Leistungen waren die Ergebnisse relativ homogen. Weitgehend unberücksichtigt bleibt bei dieser Studie allerdings, ob und inwiefern Versicherte aus beiden Gruppen in anderen Krankenhäusern oder Versorgungseinrichtungen behandelt wurden. Außerdem kann die Frage bezüglich einer potentiellen Veränderung der Versorgungsqualität und der klinischen Outcomes von den Autoren nicht umfassend beantwortet werden.[87]

Schnitzer et al. (2011): Führt das Hausarztmodell zu mehr Gleichheit im Gesundheitssystem?

Diese deutsche Studie von den Autoren Schnitzer et al. wurde im Jahr 2011 publiziert. Dabei wurde die Versorgungssituation von Hausarztmodellteilnehmern und Nichtteilnehmern verglichen und die Faktoren analysiert, welche die Anzahl an Facharztbesuchen beeinflussen, denn die Reduzierung dieser Größe stellt ein bedeutendes Ziel der Hausarztzentrierten Versorgung dar. Die Daten für die Analyse liegen einer Versichertenbefragung der Kassenärztlichen Bundesvereinigung aus 2010 zugrunde, bei der 6.065 durch Zufall ausgewählte Versicherte (gesetzlich und privat Versicherte) telefonisch interviewt worden sind. 5.232 der Befragten waren dabei gesetzlich krankenversichert, weshalb sich nur deren Daten für eine Untersuchung der Hausarztmodelle der GKV eigneten. Die Analysen erfolgten bivariat (Nichtteilnehmer und Teilnehmer) mit statistischen Signifikanztests auf 5% Niveau.

Bei den Untersuchungen konnte festgestellt werden, dass überproportional viele ältere Versicherte, Personen mit einem formal eher niedrigen Bildungsstand sowie Versicherte aus ländlichen Regionen und Rentner an der HzV teilnehmen. Wie aus Tabelle 5 ersichtlich wird, variierte der generelle Gesundheitszustand zwischen Teilnehmern und Nichtteilnehmern in der Hinsicht, dass mehr eingeschriebene Versicherte diesen eher als weniger gut oder schlecht beschrieben und mehr Nichtteilnehmer einen ausgezeichneten oder sehr guten Gesundheitszustand konstatierten. Auch die Anzahl an Besuchen sowohl beim Haus- als auch beim Facharzt sowie die Zahl der Krankenhausaufenthalte waren bei den Hausarztmodellteilnehmern signifikant höher (siehe Tabelle 5). Die Gründe hierfür wurden anhand einer multivariaten Analyse genauer überprüft. Dabei wird deutlich, dass die erhöhte Anzahl an Arztbesuchen bei den Teilnehmern nicht auf einen schlechteren Gesundheitszustand zurückzuführen ist, d. h. Nichtteilnehmer sind gesundheitlich nicht weniger belastet als Teilnehmer. Der Grund liegt viel-

[87] Vgl. Schillinger, D., Bibbins-Domingo, K. et al. (2000).

mehr darin, dass Versicherte, die ohnehin oft ihren Haus- oder Facharzt aufsuchen, besonders häufig in Hausarztprogramme eingeschrieben sind. Außerdem zeigt die Auswertung, dass keine signifikanten Unterschiede bezüglich der Patientenzufriedenheit und des Vertrauensverhältnisses von Arzt und Patient zwischen den beiden Gruppen bestehen. Die fachliche Kompetenz des Leistungserbringers wird von den Befragten, die an Hausarztmodellen teilnehmen, statistisch gesehen etwas besser bewertet. Insgesamt gesehen lassen sich durch Verträge der Hausarztzentrierten Versorgung bestehende Ungleichheiten, wie beispielsweise die erhöhte Inanspruchnahme von formal niedrig Gebildeten oder die räumlichen Disparitäten, reduzieren bzw. angleichen. Da eine Erhöhung der Facharztbesuche bei Teilnehmern beobachtet wurde, wie in anderen deutschen Studien[88] bestätigt, kann das Ziel, die Reduzierung ebendieser, bisher nicht erreicht werden.

Merkmal	Gesamt (N)	Nichtteilnehmer (%)	Teilnehmer (%)	Signifikanz (p)
Altersgruppe				< 0,001
18 bis 34 Jahre	1.343	28,9	11,9	
35 bis 59 Jahre	2.503	48,0	48,1	
60 bis 79 Jahre	1.365	23,0	40,0	
Gesundheitszustand				< 0,05
Ausgezeichnet/sehr gut	1.824	35,8	31,5	
Gut	2.326	44,5	45,3	
Weniger gut/schlecht	1.045	19,5	22,5	
Häufigkeit Hausarztbesuche im letzten Jahr				< 0,001
0-mal	1.644	34,5	18,7	
1- bis 2-mal	1.421	27,3	27,2	
> 2-mal	2.131	37,9	53,9	
Häufigkeit Facharztbesuche im letzten Jahr				< 0,001
0-mal	2.722	53,5	46,7	
1- bis 2-mal	1.125	21,6	21,3	
> 2-mal	1.345	24,5	31,5	

Tabelle 5: Versorgungssituation von Hausarztmodellteilnehmern und Nichtteilnehmern im Vergleich[89]

Als Limitation dieser Studie kann die fehlende Berücksichtigung einer potentiell besseren medizinischen Versorgung bei sofortiger Behandlung beim Facharzt statt beim Hausarzt angeführt werden. Zudem bleibt die genaue Anzahl an chronisch Kranken offen, da lediglich

[88] Vgl. hierzu z. B. die Ergebnisse von Ose, D., Broge, B. et al. (2008). sowie Moßhammer, D., Gröber-Grätz, D. et al. (2009).

[89] Quelle: Eigene Darstellung in Anlehnung an Schnitzer, S., Balke, K. et al. (2011).

nach dem Anlass des letzten Arztbesuches gefragt wurde und nicht gezielt nach dem Vorliegen einer chronischen Krankheit. Es kann deshalb kein direkter Zusammenhang zwischen chronisch Kranken und der Teilnahme an Hausarztverträgen hergestellt werden. [90]

Wranik (2011): Healthcare policy tools as determinants of health-system efficiency: evidence from the OECD

Die Arbeit von Wranik (2011) analysiert die Determinanten effizienter Gesundheitssysteme in OECD-Ländern.[91] Dabei steht das Gatekeeping-Konzept nicht unmittelbar im Fokus der Untersuchung, sondern ist beispielsweise neben der Frage nach der Krankenversicherungspflicht oder der Gestaltung von Selbstbehalten der Versicherten nur eines der betrachteten Kriterien. Die Effizienz wird mithilfe einer Stochastic Frontier Analyse gemessen, wobei Daten aus 21 OECD Ländern von 1970 bis 2008 einbezogen werden. Die Stochastic Frontier Analyse ermöglicht bei gegebenen Gesundheitsausgaben eines Landes die Schätzung eines Ergebnislevels, in der die Abweichungen der tatsächlichen von den potentiellen Resultaten für die Errechnung einer Ineffizienzskala verwendet werden. Somit können anhand weiterer Berechnungen sowie Klassifikationen Informationen über die Effizienz einzelner Determinanten, wie z. B. die Gatekeeping-Regelung, gegeben werden.

Die Berechnungen zeigen, dass die aufgestellte Hypothese, wonach Gatekeeping-Konzepte keinen Einfluss auf die Effizienz von Gesundheitssystemen haben, nicht abgelehnt werden kann, da der entsprechende Koeffizient bei einem p-Wert von 0,5707 nicht statistisch signifikant ist. Die Auswirkungen von Hausarztverträgen können in diesem Modell somit nicht beurteilt werden. Zur Einschränkung des Aussagegehalts dieser Untersuchung muss zudem erwähnt werden, dass aufgrund der Komplexität nicht alle Einflussfaktoren auf die Effizienz eines Gesundheitssystems berücksichtigt werden konnten.[92]

[90] Vgl. Schnitzer, S., Balke, K. et al. (2011).

[91] Als OECD-Länder werden Nationen bezeichnet, die Mitglied bei der Organisation for Economic Co-operation and Development (OECD) sind. Die OECD vereinigt derzeit 34 Länder, die sich zu Demokratie und Marktwirtschaft bekennen mit dem Ziel ökonomischen und sozialen Wohlstand möglichst global durch internationale Zusammenarbeit zu verbessern; Quelle: OECD (2012).

[92] Vgl. Wranik, D. (2012).

4.2.2 Sekundärstudien

Nach der Vorstellung der Primärliteratur im vorangegangenen Teil dieser Arbeit werden im Folgenden die Ergebnisse der beiden Reviews von Moßhammer et al. (2009) und Velasco Garrido et al. (2010) analysiert.

Moßhammer et al. (2009): Hausarztzentrierte Versorgung – internationale Daten und aktuelle Entwicklungen in Deutschland mit Fokus auf Baden-Württemberg

Die Autoren arbeiten mit dieser Übersicht den nationalen und internationalen Forschungsstand zu den Auswirkungen von Gatekeeping-Modellen heraus und stellen die Entwicklungen in Deutschland exemplarisch dar. Eine selektive Literaturrecherche lieferte 19 zu untersuchende Studien, wobei die meisten auf Daten aus den USA zurückzuführen sind. Aus Gründen der Übersichtlichkeit und inhaltlichen Trennung wurde eine Gliederung nach Ergebnisparametern durchgeführt. In Abbildung 3 sind diese Parameter mit der Anzahl an Studien, welche entsprechende Ergebnisse enthalten, grafisch aufbereitet worden.

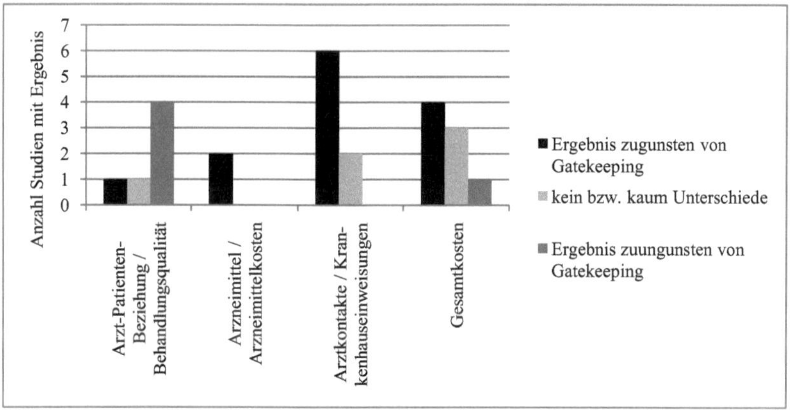

Abbildung 3: Verteilung der Ergebnisse nach den untersuchten Parametern[93]

Die Studienanalyse liefert insgesamt inkonsistente Ergebnisse, da vor allem die Resultate bezüglich der Gesamtausgaben sowie der Anzahl an Arztbesuchen stark variieren. Die Mehrzahl der Publikationen weisen weniger Arztkontakte bzw. Krankenhauseinweisungen in der Gruppe der Hausarztmodellteilnehmer und eine Verschlechterung der Arzt-Patienten-Beziehung

[93] Quelle: Eigene Darstellung anhand der Daten von Moßhammer, D., Gröber-Grätz, D. et al. (2009).

bzw. der Behandlungsqualität in dieser Kohorte nach (vgl. Abbildung 3). Teilweise ist auch eine Heterogenität der Ergebnisse zwischen Studien, welche die Effekte im selben Land untersuchen, zu beobachten. Die exemplarische Auswertung der Hausarztverträge in Baden-Württemberg zeigt einen Anstieg des Anteils der Facharztbesuche mit vorausgehender Überweisung bei HzV-Teilnehmern, in der Summe aller Arztkontakte ist jedoch kein Unterschied zwischen Teilnehmern und Nichtteilnehmern zu erkennen. Die Autoren verweisen hierbei auf zukünftige längerfristige Untersuchungen, welche die Gesamteffekte von Hausarztmodellen auf die Versorgung besser und präziser evaluieren und in höherem Maße sozioökonomische Patientencharakteristika berücksichtigen sollten. Aufgrund von Widersprüchen der im Review analysierten Studien können Moßhammer et al. keine allgemeingültige Bewertung der Hausarztzentrierten Versorgung vorlegen.[94]

Velasco Garrido et al. (2010): The effects of gatekeeping: A systematic review of the literature

Ziel der Publikation ist es, eine Übersicht durchgeführter Studien hinsichtlich der Effekte von Hausarztzentrierter Versorgung auf Gesundheitssysteme vorzulegen. Die Identifikation der Literatur erfolgte, wie auch in dieser Arbeit, anhand einer systematischen Datenbankrecherche, wobei 26 Studien in die Analyse einbezogen worden sind, davon etwa zwei Drittel aus den USA. Dabei wurden die Ergebnisse nach verschiedenen untersuchten Parametern gegliedert, wie beispielsweise der Inanspruchnahme ambulanter Leistungen oder der Ausgaben für die Patientenversorgung.

Die Auswertungen der einzelnen Studien ergaben, wie in Abbildung 4 anhand von vier Ergebnisparametern dargestellt, meist eine geringere Inanspruchnahme von fachärztlichen Leistungen sowie niedrigere Gesamtausgaben. Allerdings variierten die Ergebnisse in Ausmaß und Richtung der Unterschiede erheblich, insbesondere bei den gesundheits- und patientenbezogenen Resultaten. Generell konnte die Anzahl an Facharztkonsultationen in Gatekeeping-Systemen reduziert werden, was jedoch nicht in allen Studien zu einer stärkeren Inanspruchnahme hausärztlicher Leistungen führte. Zusätzlich muss angemerkt werden, dass die Autoren den meisten Publikationen eher geringe Validität konstatierten, da die Durchführungs- oder Publikationsqualität unzureichend ausfiel und sich die Effekte von Gatekeeping-Konzepten schlecht aus dem Kontext isolieren ließen. Eine Übertragung der Ergebnisse auf das deutsche

[94] Vgl. Moßhammer, D., Gröber-Grätz, D. et al. (2009).

Gesundheitswesen wird durch die vorrangig US-amerikanische Literatur erschwert. Auch die Effekte von HzV auf die Gesundheit der Teilnehmer wurden unzureichend beleuchtet. Velasco Garrido et al. betonen, dass aus dem Review keine generellen Implikationen zum Einsatz von HzV-Verträgen abgeleitet werden können und insbesondere die erwähnten Limitationen bei der Interpretation berücksichtigt werden müssen.[95]

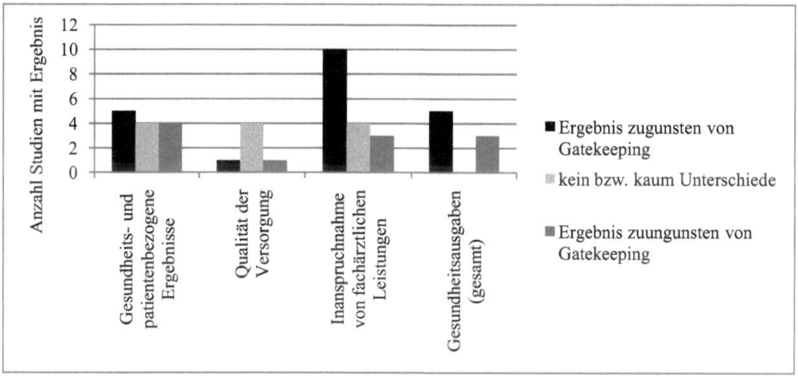

Abbildung 4: Verteilung der Ergebnisse nach vier ausgewählten Parametern[96]

4.3 Gesamtfazit und Anregungen für zukünftige Evaluationen

Nach der Betrachtung der Primär- und Sekundärstudien wird nun ein Gesamtfazit aus den Ergebnissen abgeleitet sowie entsprechende Implikationen für zukünftige Evaluationen und das Gesundheitssystem in Deutschland gegeben.

Viele der betrachteten Studien stellen eine erhöhte Anzahl an Hausarztbesuchen bei Versicherten fest, die an Modellen der Hausarztzentrierten Versorgung teilnehmen. Dagegen können, wie Tabelle 6 zu entnehmen ist, die Facharztkonsultationen generell bzw. ohne vorliegende Überweisung des Hausarztes in einem Großteil der Studien reduziert werden. Diese Entwicklung ist hinsichtlich der gesetzten Ziele von Gatekeeping-Modellen positiv zu beurteilen. Tabelle 6 gibt einen Überblick der in den Primärstudien am häufigsten untersuchten Ergebnisparameter, wobei jeweils deren grundsätzliche Veränderungen im Zusammenhang mit

[95] Vgl. Velasco Garrido, M., Zentner, A. et al. (2010).
[96] Quelle: Eigene Darstellung anhand der Daten von Velasco Garrido, M., Zentner, A. et al. (2010).

HzV-Modellen gegenüber Systemen ohne Gatekeeping-Komponente dargestellt sind. Belege zur Entwicklung von Krankenhausaufenthalten sind insgesamt wenig aussagekräftig und zum Teil widersprüchlich. Ebenso kann die aus Patientensicht wichtige Komponente der Zufriedenheit dieser mit den Hausarztmodellen nicht eindeutig geklärt werden. Die vorläufige Evaluation vom AQUA-Institut (2008) weist auf höhere Gesamtausgaben für die GKV bei HzV-Versicherten hin, wohingegen Martin et al. (2008) geringere Kosten feststellen. Ein umfassendes Gesamtergebnis für oder gegen die Verwendung von Hausarztmodellen kann bei den meisten Studien nicht herausgearbeitet werden, da nicht hinreichend aussagekräftige Parameter evaluiert wurden oder die Ergebnisse nicht eindeutig genug erscheinen. Nur in zwei Publikationen wird die HzV vollständig befürwortet (vgl. Höhne et al. sowie Martin et al.). Bei Hadad et al. erzielen Gesundheitssysteme mit Gatekeeping-Elementen dagegen vergleichsweise niedrigere Effizienz und sind aus Sicht der Autoren nicht zu favorisieren. Insgesamt lässt sich somit feststellen, dass die Formulierung eines eindeutigen Gesamtfazits aus den analysierten Primärstudien schwierig und nicht zielführend erscheint.

Studie	Land	Hausarzt-konsultationen	Facharzt-konsultationen	Krankenhausaufenthalte	Patientenzufriedenheit	Gesundheitsausgaben	Zielerreichung der HzV
AQUA-Institut 2008	Deutschland		weniger*			höher	**ungeklärt**
Gonzalez 2009	Spanien						**ungeklärt**
Hadad et al. 2011	Israel						**zuungunsten**
Höhne et al. 2009	Deutschland	mehr	weniger*		hoch		**zugunsten**
Martin et al. 1989	USA	mehr	weniger	kaum U.	schlechter	geringer	**zugunsten**
Meyer et al. 1996	USA	mehr		kaum U.			**ungeklärt**
Ose et al. 2008	Deutschland		weniger*				**ungeklärt**
Schillinger et al. 2000	USA	mehr	weniger	weniger	kaum U.		**ungeklärt**
Schnitzer et al. 2011	Deutschland	mehr	mehr	mehr			**ungeklärt**
Wranik 2011	Kanada						**ungeklärt**

Legende: * Studie berichtet über weniger Facharztkonsultationen ohne Überweisung des Hausarztes; kaum U.: Es wurden nur minimale und meist nicht signifikante Unterschiede festgestellt.

Tabelle 6: Veränderungen der Parameter bei HzV-Modellen gegenüber Systemen ohne Hausarztzentrierte Versorgung sowie eine Gesamtbeurteilung hinsichtlich der Zielerreichung von Hausarztmodellen in den einzelnen Primärstudien[97]

Zu vergleichbaren Gesamtergebnissen kommen auch Moßhammer et al. und Valesco Garrido et al. in deren systematischen Reviews. Bei Moßhammer et al. werden zum Teil widersprüch-

[97] Quelle: Eigene Darstellung.

liche und heterogene Resultate im gleichen Untersuchungsland erwähnt, was auf unterschiedliche regionale, strukturelle, kulturelle und sozioökonomische Umstände zurückzuführen ist, die wiederum die Effektivität und Effizienz der Hausarztzentrierten Versorgung in erheblichem Maße beeinflussen. Die Autoren empfehlen für zukünftige Evaluationen zu berücksichtigen, dass die Einschreibung in Hausarztmodelle für deutsche Versicherte freiwillig ist, was beim Vergleich mit Studien aus Ländern mit verpflichtender Teilnahme beachtet werden muss. Generell dürfen nationale Besonderheiten in der Gesundheitsversorgung beim Vergleich internationaler Evaluationen nicht ignoriert werden.

Weiterhin sollten der Gesundheitszustand der Versicherten und qualitative Aspekte der Versorgung (z. B. das Verhältnis des Arztes zu seinen Patienten) stärker in Betracht gezogen werden. So besteht beispielsweise die Möglichkeit, dass weniger Facharztbesuche bei HzV-Teilnehmern den Gesundheitszustand verschlechtern könnten. Allerdings zeigen die bei Moßhammer et al. enthaltenen Ergebnisse zu regionalen Hausarztmodellen in Deutschland grundsätzlich eine hohe Zufriedenheit der teilnehmenden Patienten.[98] Bestätigt wird dies auch durch eine telefonische Befragung von 500 zufällig ausgewählten Hausarztmodell-Teilnehmern der AOK Baden-Württemberg zur Zufriedenheit dieser in der HzV in 2010: 96,9% sind absolut überzeugt bzw. zufrieden und 93,8% würden das Hausarztprogramm weiterempfehlen. Hinsichtlich der Frage, ob und wie sich der Gesundheitszustand der eigenen Person durch das Gatekeeping-Modell verändert hat, gab etwa ein Viertel der Befragten an, dass sich dieser verbessert hat und nur 1,2% stellten eine Verschlechterung fest. Die verbleibenden 72% der Teilnehmer erwähnten keine bedeutenden Veränderungen. Auf Grundlage dieser Interviewresultate kann zumindest das AOK-Programm in Baden-Württemberg aus Sicht der eingeschriebenen Patienten äußerst positiv beurteilt werden.[99] Bei der Interpretation dieser Ergebnisse muss jedoch beachtet werden, dass keine Kontrollgruppe zum Vergleich interviewt wurde und dass viele Versicherteneinschreibungen in das Programm bei genau dem Hausarzt erfolgten, bei welchem die Patienten bereits zuvor in Behandlung waren. Daher können die Komponenten Gesundheitszustand und Patientenzufriedenheit nicht exakt isoliert und etwaige Veränderungen nicht vollständig auf die Implementierung von Hausarztmodellen zurückgeführt werden.[100]

---

[98] Vgl. Moßhammer, D., Gröber-Grätz, D. et al. (2009), S. 832, 836-837.
[99] Vgl. Prognos AG (2010).
[100] Vgl. Höhne, A., Jedlitschka, K. et al. (2009), S. 417-418.

Darüber hinaus wird im Gesundheitsmonitor der Bertelsmann Stiftung von 2008 berichtet, dass sich die Versorgungsqualität zwischen HzV-Teilnehmern und Nichtteilnehmern kaum unterscheidet, wobei gute und kontinuierliche Kommunikation von Arzt und Patient als ein wesentliches Qualitätsmerkmal in der hausärztlichen Versorgung genannt und eine signifikante Verbesserung dieser Komponente durch die Implementierung von Hausarztverträgen angestrebt wird.[101]

In mehreren Studien werden wesentliche sozioökonomische Unterschiede zwischen Hausarztmodellteilnehmern und Nichtteilnehmern, wie das meist höhere Lebensalter sowie die schlechtere Morbiditätsstruktur bei den eingeschriebenen Versicherten deutlich. Nach Moßhammer et al. sind diese Ungleichheiten zwischen den beiden Gruppen unter dem Begriff Hausarztmodellfaktor zu subsumieren und bei künftigen Evaluationen durch Adjustierung von Beginn an entsprechend zu berücksichtigen. Neben gesundheitsökonomischen und medizinischen Outcomes empfiehlt es sich zudem, ethische und juristische Auswirkungen in die Analyse einzuschließen. Beispiele hierfür wären Aspekte des Patientendatenschutzes oder ein möglicher Ausschluss von Teilnehmern, die ihre vertraglichen Pflichten nicht erfüllen.

Des Weiteren bleibt offen, ob die gewünschte Entbürokratisierung im hausärztlichen Bereich durch die Einführung von HzV erfolgt ist. Nicht zuletzt aufgrund der Vielzahl an Hausarztmodellen der deutschen Krankenkassen ist dies äußerst fragwürdig und bedarf weiterer Begleitforschung.[102] Die hohe Anzahl an Verträgen erschwert für die behandelnden Mediziner und deren Praxisteam zudem den Vergleich von spezifischen Vertragsinhalten und mindert damit die Übersichtlichkeit drastisch. Dies könnte im Extremfall dazu führen, dass in Hausarztpraxen, wenn überhaupt, nur noch zwischen Teilnehmern und Nichtteilnehmern differenziert wird, womit besondere Vertragspflichten bei einzelnen Kassen aufgrund der generellen Pauschalbetrachtung nicht mehr befolgt werden könnten.[103] Dennoch beurteilte rund die Hälfte der Hausärzte, die sich mindestens an einem Hausarztmodell beteiligten, nach einer Umfrage der Ärzte Zeitung unter 1.550 Allgemeinmedizinern im Oktober 2009 die Umsetzung der Programme als zufriedenstellend. Nur etwa 8% der Befragten standen der HzV kritisch gegenüber und hielten die entstehenden Nachteile für gravierender. Hierbei muss allerdings beachtet werden, dass die Verträge in 2009 für die Hausärzte durch meist höhere Vergütungs-

[101] Vgl. Marstedt, G. (2008), S. 2-7.
[102] Vgl. Moßhammer, D., Gröber-Grätz, D. et al. (2009), S. 836-837.
[103] Vgl. Höhne, A., Jedlitschka, K. et al. (2009), S. 422.

komponenten attraktiver erschienen. Eine erneute Befragung zum jetzigen Zeitpunkt würde möglicherweise andere Resultate ergeben.[104]

Aus Sicht der Kostenträger sind wichtige Zielsetzungen von Hausarztverträgen u. a. die Vermeidung von Doppeluntersuchungen, unnötigen Facharztkonsultationen und Krankenhausaufenthalten sowie die Reduzierung des sog. Ärztehoppings, bei dem sich die Versicherten Diagnosen bzw. Meinungen von mehreren unabhängigen Medizinern einholen. Zu diesen Parametern können auch mit den Evaluationen im Rahmen dieser Arbeit keine aussagekräftigen Ergebnisse vorgelegt werden. Der Zwischenbericht des AQUA-Instituts (2008) bekräftigt in der Summe deutliche Mehrbelastungen für die beteiligten Krankenkassen. Diesen erhöhten Ausgaben wurde mit der Anpassung der Vergütungsstruktur auf das Niveau der Regelversorgung und in vielen Modellen mit dem Wegfall des Erlasses der Praxisgebühr allerdings wieder entgegengewirkt. Mittelfristig sollten nach der Intention des Gesetzgebers die entstehenden Mehraufwendungen durch Hausarztverträge mit Effizienzsteigerungen und Einsparungen in der gesamten Versorgung refinanziert werden. Zu Kostensteigerungen führen darüber hinaus die erforderlichen Verwaltungseinheiten im Rahmen der HzV und die zusätzlich benötigte Dateninfrastruktur. Ein Beispiel hierfür stellt die Übermittlung der Abrechnungsdaten an entsprechende Rechenzentren der Hausärzteverbände dar, denn die meisten Hausarztmodelle wurden als Selektivverträge ohne Beteiligung der jeweiligen KV geschlossen, womit die Abrechnung individuell zwischen den beteiligten Vertragspartnern erfolgen muss. Auch diese Kostenkomponenten sollten bei nachfolgenden Evaluationen in die Ausgabenstrukturen einbezogen werden.[105]

Der Urgedanke der Gesundheitsreformen, welche die Entstehung von Selektivverträgen zuließen und begünstigten, war die Implementierung wettbewerblicher Elemente in das monopolistisch geprägte System der Kassenärztlichen Vereinigungen, womit einhergehende Effizienzsteigerungen realisiert werden sollten. Krankenkassen sind verpflichtet ihren Versicherten Modelle der Hausarztzentrierten Versorgung anzubieten. Durch den Kontrahierungszwang zum Vertragsschluss, die Begrenzung der Vergütungsstruktur und weiterer gesetzlich vorgeschriebener Anforderungen werden den Hausarztverträgen die wettbewerblichen Elemente zu einem großen Teil entzogen. Diese Fehlentwicklung wird dadurch noch verstärkt, dass die

[104] Vgl. Staeck, F. (2009), S. 2-3.
[105] Vgl. Mühlbauer, B., Kellerhoff, F. et al. (2012), S. 167-171.

Verträge laut Gesetz mit Vertragspartnern ausgehandelt werden müssen, die mindestens die Hälfte der an der hausärztlichen Versorgung teilnehmenden Allgemeinmediziner im jeweiligen KV-Bezirk vertreten. In den meisten Fällen stellen die regionalen Hausarztverbände diese Vertragspartner dar und zwingen den Krankenkassen nahezu einheitliche Vertragsmodelle auf. Dadurch konnten sich erneut quasi-monopolistische Strukturen bilden und den Kassen wurde die Möglichkeit genommen als echte Selektivvertragspartner ihre individuellen Forderungen vollständig einzubringen. Diese Überregulierung der Hausarztmodelle sollte nach Einschätzung des Sachverständigenrates zur Begutachtung der Entwicklung im Gesundheitswesen aufgehoben bzw. gelockert und die Gestaltung der Verträge inklusive der Vergütungsstruktur den Parteien weitestgehend selbst überlassen werden.[106] In einem funktionierenden Wettbewerb könnten durch Anpassungs- und Lernprozesse Verträge entstehen, die möglichst für alle beteiligten Akteure zufriedenstellende Ergebnisse liefern und die Qualität und Effizienz im deutschen Gesundheitswesen steigern.[107]

[106] Vgl. SVR (2012), S. 309-311.
[107] Vgl. Mühlbauer, B., Kellerhoff, F. et al. (2012), S. 165-166.

5 Zusammenfassung und Ausblick

Das Ziel dieser Bachelorarbeit ist es, nach einem theoretischen Überblick den Forschungsstand zu Evaluationen der Hausarztzentrierten Versorgung aufzuarbeiten und kritisch zu bewerten. Ein umfassendes und aussagekräftiges Gesamtfazit kann jedoch nach der Analyse der Studien, welche die Effekte von Gatekeeping-Modellen auf gesundheitsökonomische Ergebnisparameter untersuchten, nicht gegeben werden. Die herausgearbeiteten Resultate divergieren in den Studien teils stark, womit sich einheitliche Gesamtempfehlungen als schwierig herausstellen. Lediglich bei der Anzahl an Hausarztkonsultationen konnte in vielen Publikationen durch die Implementierung von Hausarztmodellen ein Anstieg verzeichnet werden. Gleichzeitig nahm die Häufigkeit an Facharztbesuchen ohne vorliegende Überweisung des Hausarztes bei HzV-Teilnehmern meist ab. Eine deutsche Studie stellte erhebliche Mehraufwendungen der Krankenkassen für die Hausarztzentrierte Versorgung fest, Ergebnisse aus den USA belegen dagegen wiederum niedrigere Gesamtkosten.

Aufgrund derartiger Gegensätze verwundert es wenig, dass auch bei den Kostenträgern die Meinungen zu diesem Selektivvertrag extrem differieren. Manche Krankenkassen halten das Modell der Hausarztzentrierten Versorgung für einen außerordentlich wichtigen Vertrag zur Senkung der Gesundheitsausgaben, während das Programm von anderen Krankenkassen als kaum effektiv und kostensteigernd bewertet wird. Dabei wird die HzV insbesondere von Krankenkassen mit vielen Versicherten und größerem Marktanteil tendenziell eher besser beurteilt. Der Grund dafür könnte sein, dass größere Kassen für sich selbst bessere Chancen zur effizienten Steuerung der hausärztlichen Versorgung sehen.[108]

In Kapitel 1 wurde bereits erwähnt, dass die Bundesregierung einen Evaluationsauftrag des Hausarztvertrages der AOK Baden-Württemberg, des MEDI-Verbundes und des Deutschen Hausärzteverbands an die allgemeinmedizinischen Institute der Uni-Kliniken Frankfurt und Heidelberg vergeben hat. Erste Untersuchungsergebnisse wurden vor Kurzem im Rahmen des Hauptstadtkongresses der beteiligten Vertragspartner präsentiert.[109] Anhand der durchgeführten Studien konnten die Wissenschaftler nachweisen, dass vor allem Patienten, die an chroni-

[108] Vgl. SVR (2012), S. 405-406.

[109] Die präsentierten Ergebnisse wurden in Kapitel 4 dieser Arbeit nicht mit aufgenommen, da die Veröffentlichung nach dem festgesetzten Stichtag (31.05.2012) zur Aufnahme von Evaluationsstudien in die Analyse erfolgt ist.

schen Erkrankungen leiden, besser und strukturierter versorgt werden als Versicherte in der Regelversorgung. Hausarztmodellteilnehmer sind mit dem AOK-Programm in Baden-Württemberg nach Angaben der Studienleiter insgesamt zufriedener und fühlen sich besser betreut als die Kontrollgruppe. Auch die beteiligten Hausärzte halten den Hausarztvertrag für die bessere Versorgungsform und sind zum großen Teil trotz der etwas stärkeren Arbeitsbelastung zufriedener mit ihrem Beruf als Allgemeinmediziner. Vertreter der AOK Baden-Württemberg und der anderen beteiligten Vertragspartner sehen sich durch diese Ergebnisse in ihrer Forderung an die Politik bestätigt, wonach diese bessere Rahmenbedingungen für Selektivverträge schaffen müsse. Das AOK-Modell der Hausarztzentrierten Versorgung in Baden-Württemberg soll demnach als Musterbeispiel für einen gelungenen Direktvertrag betrachtet werden.[110] Zudem plädiert der Sachverständigenrat zur Begutachtung der Entwicklung im Gesundheitswesen in seinem Sondergutachten 2012 insbesondere bei Hausarztverträgen für mehr Vertragsfreiheit und weniger Regulierung durch den Gesetzgeber, womit Effizienzsteigerungen erreicht werden sollen, die letztendlich allen Akteuren im deutschen Gesundheitswesen zugutekommen.[111] Entsprechende Entwicklungen und Reaktionen anderer Krankenkassen auf die Publikation der vollständigen Evaluationsergebnisse aus Baden-Württemberg bleiben abzuwarten.

[110] Vgl. MEDI-Verbund (2012).
[111] Vgl. SVR (2012), S. 379-382.

Literaturverzeichnis

AOK Bayern, Bayerischer Hausärzteverband (2012)
Vertrag zur Durchführung einer Hausarztzentrierten Versorgung gemäß § 73b SGB V, URL: http://www.bhaev.de/images/stories/AOK_HzV_Vertrag/vertragsunterlagen_ab_01072012/2012_02_13_HzV-Vertrag_AOK_Bayern.pdf [Stand 07.06.2012].

AOK Bayern, BHÄV (2009)
HzV-Vertrag gemäß § 73 b SGB V zwischen BHÄV und AOK Bayern i.d.F. vom 03.09.2009 Anlage 10 i.d.F. vom 16.12.2009, gültig ab 01.01.2010 (Quartal 1/2010), URL: http://www.bhaev.de/images/stories/AOK_HzV_Vertrag/Honorarunterlagen/2009_12_22_aok_BY_Anlage10-Honoraranlage_korrektur.pdf [Stand 07.06.2012].

AOK Bayern, BHÄV (2012)
Vertrag zur Hausarztzentrierten Versorgung - Anlage 3 - Vergütung und Abrechnung, URL: http://www.bhaev.de/images/stories/AOK_HzV_Vertrag/vertragsunterlagen_ab_01072012/2012_03_12_Anlage_3_Abrechnung_und_Vergtung_AOK_Bayern_ohne_AI S-Spalte.pdf [Stand 07.06.2012].

AOK Bundesverband (2012)
AOK-Bundesverband - Lexikon - S - Selektivvertrag, URL: http://aok-bv.de/lexikon/s/index_00108.html [Stand 30.05.2012].

AQUA-Institut (2008)
Presseerklärung AQUA-Institut: Evaluation von Hausarztverträgen der Ersatzkassen: Erste Zwischenbilanz in fünf Regionen (Kurzfassung), URL: http://www.aqua-institut.de/aqua/upload/AKTUELL/2008/AQUA_Presseerklaerung_HZV-Eval_2008-01-11_aktualisiert.pdf [Stand 22.06.2012].

AQUA-Institut (2012)
AQUA-Institut GmbH - Über AQUA - Wer wir sind - Das AQUA-Institut – wer wir sind., URL: http://www.aqua-institut.de/de/ueber-aqua/wer-wir-sind/index.html [Stand 18.05.2012].

Bayerischer Hausärzteverband (2012)
Welche Krankenkasse hat in Bayern einen HzV-Hausarztvertrag - welche nicht? (Stand 10.05.2012), URL: http://www.bhaev.de/images/stories/HzV-bersicht/2012-05-09_bersicht_HzV-Vertrge.pdf [Stand 07.06.2012].

Beerheide, R. (2010)
Hausarzt werden ist für Studenten kaum eine Option, in: Ärzte Zeitung, Nr. 234, S. 21.

Bhat, V. N. (2005)
Institutional arrangements and efficiency of health care delivery systems, in: The European Journal of Health Economics 6, 3, 215–222.

Braun, G. E. (2009)
Innovative Versorgungsformen im Gesundheitswesen. Konzepte und Praxisbeispiele erfolgreicher Finanzierung und Vergütung ; mit 20 Tabellen, Köln, Dt. Ärzte-Verl.

Brinkmann, V. (2010)
Case Management. Organisationsentwicklung und Change Management in Gesundheits- und Sozialunternehmen, 2. Aufl., Wiesbaden, Gabler Verlag.

Bundesversicherungsamt (2012)
Disease Management Programme (DMP), URL: http://www.bundesversicherungsamt.de/cln_115/nn_1046154/DE/DMP/dmp__inhalt.html [Stand 31.05.2012].

Cassel, D., Ebsen, I.u. a. (2006)
Weiterentwicklung des Vertragswettbewerbs in der gesetzlichen Krankenversicherung Vorschläge für kurzfristig umsetzbare Reformschritte, URL: http://www.wido.de/fileadmin/wido/downloads/pdf_gesundheitssystem/wido_ges_gutachten_2_1006.pdf [Stand 09.06.2012].

Deutscher Ärzte-Verlag GmbH, Ärzteblatt (2012)
Deutsches Ärzteblatt: Neuer AOK-Hausarztvertrag in Bayern, URL: http://www.aerzteblatt.de/nachrichten/49109 [Stand 07.06.2012].

Deutscher Hausärzteverband (2012)
Deutscher Hausärzteverband: Hausarztverträge, URL: http://www.hausaerzteverband.de/cms/Hausarztvertraege.46.0.html [Stand 18.05.2012].

DHÄV, MEDI-Verbund, AOK Baden-Württemberg (2009)
Ein Jahr AOK-HausarztProgramm in Baden-Württemberg, URL: http://www.hzv-aktuell.de/uploads/media/Pressemitteilung_28.07.2009.pdf [Stand 17.05.2012].

Emmert, M. (2012)
Versorgungsmanagement Vorlesung 20120430, URL: http://www.studon.uni-erlangen.de/studon/repository.php?ref_id=487971&cmd=sendfile&rep_frame=1 [Stand 30.05.2012].

Forrest, C. B. (2003)
Primary care in the United States: Primary care gatekeeping and referrals: effective filter or failed experiment?, in: BMJ 326, 7391, 692–695.

González, P. (2009)
Gatekeeping versus direct-access when patient information matters, in: Health Economics, 730–754.

Guyton, P. (2010)
Der abgesagte Aufstand. Mit der Rückgabe der Kassenzulassung wollten Bayerns Hausärzte gegen die Gesundheitsreform protestieren, in: Der Tagesspiegel, 20837, 4.

Hadad, S., Hadad, Y., Simon-Tuval, T. (2011)
Determinants of healthcare system's efficiency in OECD countries, in: The European Journal of Health Economics, 1–13.

Hausärztliche Vertragsgemeinschaft, AOK Baden-Württemberg (2008)
HZV Aktuell, URL: http://www.hausaerzteverband.de/cms/uploads/media/2008_08_05_hzv_aktuell_03.pdf [Stand 17.05.2012].

HÄVG (2012)
Hausärztliche Vertragsgemeinschaft (HÄVG AG) - Wir über uns, URL: http://www.hausaerzteverband.de/cms/HAEVG.4.0.html [Stand 18.05.2012].

Hellmann, W., Antwerpes, T. (2009)
Gesundheitsnetzwerke managen. Kooperationen erfolgreich steuern, Berlin, Med. Wiss. Verl.-Ges.

Höhne, A., Jedlitschka, K., Hobler, D., Landenberger, M. (2009)
Hausarztzentrierte Versorgung in Deutschland. Der Hausarzt als Lotse?, in: Das Gesundheitswesen 71, 07, 414–422.

Hoppenthaller, W. (2010)
Offener Brief – Aktuelle Gesundheitsreform - Hausarztverträge, URL: http://www.bhaev.de/images/stories/newsletter/101105_brief_seehofer.pdf [Stand 03.06.2012].

Klingenberg, A., Broge, B., Herholz, H., Szecsenyi, J., Ose, D. (2010)
Hausarztzentrierte Versorgung aus Sicht der teilnehmenden Ärzte, in: Medizinische Klinik 105, 2, 89–95.

Laufer, R., Heins, D., Wörz, M., Meissner, S., Derix, F., Georgi, A., Koerdt, S., Mörsch, M., Jaeger, C. (2010)
Selektiv statt kollektiv? Warum Selektivverträge dem Gesundheitssystem nicht helfen, in: Das Krankenhaus, 921–931.

Lisson, M. (2012)
"Hausarztverträge sind die beste Werbung für Allgemeinmedizin", in: Ärzte-Zeitung, 39, 6.

Marstedt, G. (2008)
Hausärztliche Versorgung: Die Bedeutung einer festen Anlaufstelle im Versorgungssystem, in: Gesundheitsmonitor - Ein Newsletter der Bertelsmann Stiftung, 1, 1–7.

Martin, D. P., Diehr, P., Price, K. F., Richardson, W. C. (1989)
Effect of a gatekeeper plan on health services use and charges: a randomized trial, in: American Journal of Public Health 79, 12, 1628–1632.

MEDI-Verbund (2012)
MEDI-Verbund der Zusammenschluss von Ärztenetzen - Was ist MEDI, URL: http://www.medi-verbund.de/was_ist_medi2.html [Stand 17.05.2012].

MEDI-Verbund (2012)
Wissenschaftliche Untersuchung des AOK-Hausarztvertrags belegt: Chronisch Kranke werden im Südwesten besser versorgt; Meldung vom 25.06.2012, URL: http://www.mediverbund.de/45.html?&tx_ttnews%5Btt_news%5D=156&cHash=b473958c3740892223f0517302079d8a [Stand 02.07.2012].

Meyer, T. J., Prochazka, A. V., Hannaford, M., Fryer, G. E. (1996)
Randomized Controlled Trial of Residents as Gatekeepers, in: Archives of Internal Medicine 156, 21, 2483–2487.

Moßhammer, D., Gröber-Grätz, D., Bölter, R., Joos, S. (2009)
Hausarztzentrierte Versorgung – internationale Daten und aktuelle Entwicklungen in Deutschland mit Fokus auf Baden-Württemberg, in: Das Gesundheitswesen 71, 12, 832–838.

Mühlbacher, A., Lubs, S.u. a. (2006)
Status Quo der Integrierten Versorgung in Deutschland – eine empirische Analyse –, URL: http://www.ige.tu-berlin.de/uploads/media/2006-03_02.pdf [Stand 08.06.2012].

Mühlbauer, B. H., Kellerhoff, F., Matusiewicz, D. (2012)
Zukunftsperspektiven der Gesundheitswirtschaft, Berlin, LIT.

National Health Service (2011)
NHS history, URL: http://www.nhs.uk/NHSEngland/thenhs/nhshistory/Pages/NHShistory1948.aspx [Stand 08.06.2012].

OECD (2012)
Die OECD (Organisation for Economic Co-operation and Development), URL: http://www.oecd.org/pages/0,3417,de_34968570_35009030_1_1_1_1_1,00.html [Stand 02.07.2012].

Ose, D., Broge, B., Riens, B., Szecsenyi, J. (2008)
Mit Überweisung vom Hausarzt zum Spezialisten – Haben Verträge zur Hausarztzentrierten Versorgung (HZV) einen Einfluss?, in: ZFA - Zeitschrift für Allgemeinmedizin 84, 08, 321–326.

Paquet, R. (2011)
Vertragswettbewerb in der GKV und die Rolle der Selektivverträge. Nutzen und Informationsbedarf aus der Patientenperspektive ; Expertise im Auftrag der Abteilung Wirtschafts- und Sozialpolitik der Friedrich-Ebert-Stiftung, Bonn, Friedrich-Ebert-Stiftung Abt. Wirtschafts- und Sozialpolitik.

Prognos AG (2010)
Ergebnisse und Botschaften der Prognos-Befragung zur Patientenzufriedenheit in der HZV, URL: http://www.hausarzt-bw.de/upload/upload/PrognosBefragung_Ergebnisse.pdf [Stand 29.06.2012].

Reischmann, M. (2011)
Hausarztprogramm: Ärzte, AOK und Patienten sind zufrieden: Medical Tribune – Medizin und Gesundheit, URL: http://www.medical-tribune.de/home/news/artikeldetail/hausarztprogramm-aerzte-aok-und-patienten-sind-zufrieden.html [Stand 18.05.2012].

Roland, M., Guthrie, B., Thome, D. C. (2012)
Primary Medical Care in the United Kingdom, in: The Journal of the American Board of Family Medicine 25, Suppl 1, 6–11.

Schiller, H. (2008)
Kollektiv- und Selektivvertrag: Zwei Vertragssysteme im Überblick, in: Bayerisches Ärzteblatt, 02, 82–83.

Schillinger, D., Bibbins-Domingo, K., Vranizan, K., Bacchetti, P., Luce, J. M., Bindman, A. B. (2000)
Effects of primary care coordination on public hospital patients, in: Journal of General Internal Medicine 15, 5, 329–336.

Schmidt, K., Rieser, S. (2009)
Hausarztzentrierte Versorgung: Unterschrift unter Vertrag Nummer zwei, in: Deutsches Ärzteblatt 106, 46, 2287.

Schnitzer, S., Balke, K., Walter, A., Litschel, A., Kuhlmey, A. (2011)
Führt das Hausarztmodell zu mehr Gleichheit im Gesundheitssystem?, in: Bundesgesundheitsblatt - Gesundheitsforschung - Gesundheitsschutz 54, 8, 942–950.

Schulin, B. (2012)
Sozialgesetzbuch. Textausgabe mit ausführlichem Sachverzeichnis und einer Einführung ; [Bücher I - XII: Allg. Teil, Grundsicherung, Arbeitsförderung, Gem. Vorschriften, Kranken-, Renten-, Unfall-Vers., Kinder-, Jugendhilfe, Rehabilitation, Verwaltungsverfahren, Pflege-Vers., Sozialhilfe], 41. Aufl., Stand: 6. März 2012, München, Dt. Taschenbuch-Verl.

Schulteis, T. (2007)
Hausarztzentrierte Versorgung, 1. Auflage, Baden-Baden, Bayreuth, Nomos-Verl.-Ges.

Staeck, F. (2009)
Hausarztverträge ernten positives Echo, aber es gibt auch Kritik, in: Ärzte Zeitung Plus, Beilage zum Wochenende vom 30.10.2009, S. 2–3.

Stoschek, J. (2010)
Bayerischer Hausärzteverband droht mit "Systemumstieg", in: Ärzte-Zeitung, 195, 8.

SVR (2009)
Sachverständigenrat zur Begutachtung der Entwicklung im Gesundheitswesen; Koordination und Integration; Gesundheitsversorgung in einer Gesellschaft des längeren Lebens; Sondergutachten 2009; Langfassung, URL: http://www.svr-gesundheit.de/Startseite/Startseite.htm [Stand 22.06.2012].

SVR (2012)
Sachverständigenrat zur Begutachtung der Entwicklung im Gesundheitswesen; Wettbewerb an der Schnittstelle zwischen ambulanter und stationärer Gesundheitsversorgung; Sondergutachten 2012; Langfassung, URL: http://www.svr-gesundheit.de/fileadmin/user_upload/Gutachten/2012/GA2012_Langfassung.pdf [Stand 30.06.2012].

Thielscher, C. (2012)
Medizinökonomie. Band 1: Das System der medizinischen Versorgung, 2012. Aufl., Wiesbaden, Gabler Verlag.

Velasco Garrido, M., Zentner, A., Busse, R. (2010)
The effects of gatekeeping: A systematic review of the literature, in: Scandinavian Journal of Primary Health Care, 1–11.

Wranik, D. (2012)
Healthcare policy tools as determinants of health-system efficiency: evidence from the OECD, in: Health Economics, Policy and Law 7, 02, 197–226.

Zentner, A., Velasco Garrido, M., Busse, R. (2010)
Macht der Hausarzt als Lotse die Gesundheitsversorgung wirklich besser und billiger? Ein systematischer Review zum Konzept Gatekeeping, in: Das Gesundheitswesen 72, 08/09, e38–e44.